药物代谢
及药代动力学
快速指南

Drug Metabolism and
Pharmacokinetics Quick Guide

[美] 赛厄马克·塞勒斯·霍哈斯特（Siamak Cyrus Khojasteh）

[美] 哈维·王（Harvey Wong）　　　　　　　　　　　　著

[美] 科内利斯·E.C.A.胡普（Cornelis E.C.A. Hop）

郭建军　张　振　等译

化学工业出版社

·北京·

内容简介

  本书以清晰、简洁、通俗易懂的形式，配以大量图表，对 ADME（吸收、分布、代谢和排泄）科学的多个方面研究进行全面系统的介绍，包括药代动力学、药物代谢酶、口服药物的吸收、转运体、基于代谢的药物相互作用、生物转化和生物活化等内容。

  本书可作为药物研究或药物开发技术人员的常备工具书，也可供药学、药理学、药物化学、医学等相关专业的高校师生参考。

First published in English under the title
Drug Metabolism and Pharmacokinetics Quick Guide
by Siamak Cyrus Khojasteh, Harvey Wong, Cornelis E.C.A. Hop, edition: 1
Copyright © Springer Science+Business Media New York, 2011
This edition has been translated and published under licence from Springer Science+Business Media, LLC, part of Springer Nature.
Springer Science+Business Media, LLC, part of Springer Nature takes no responsibility and shall not be made liable for the accuracy of the translation.

本书中文简体字版由 Springer Science + Business Media, LLC, part of Springer Nature 授权化学工业出版社独家出版发行。

图书在版编目（CIP）数据

  药物代谢及药代动力学快速指南 /（美）赛厄马克·塞勒斯·霍哈斯特（Siamak Cyrus Khojasteh），（美）哈维·王（Harvey Wong），（美）科内利斯·E. C. A. 胡普（Cornelis E. C. A. Hop）著；郭建军等译. —北京：化学工业出版社，2023.11（2025.5重印）
  书名原文：Drug Metabolism and Pharmacokinetics Quick Guide
  ISBN 978-7-122-44047-1

  Ⅰ.①药… Ⅱ.①赛… ②哈… ③科… ④郭… Ⅲ.①药物代谢动力学-指南 Ⅳ.①R969.1-62

  中国国家版本馆 CIP 数据核字（2023）第 154021 号

责任编辑：冉海滢 刘 军   文字编辑：姚子丽 师明远
责任校对：宋 玮   装帧设计：王晓宇

出版发行：化学工业出版社（北京市东城区青年湖南街 13 号 邮政编码 100011）
印 装：北京建宏印刷有限公司
710mm×1000mm 1/16 印张 12¼ 字数 196 千字 2025 年 5 月北京第 1 版第 3 次印刷

购书咨询：010-64518888   售后服务：010-64518899
网 址：http://www.cip.com.cn
凡购买本书，如有缺损质量问题，本社销售中心负责调换。

定 价：98.00 元   版权所有 违者必究

译者的话

　　Drug Metabolism and Pharmacokinetics Quick Guide 一书由在制药工业界具有丰富经验的科学家 Siamak Cyrus Khojasteh 博士、Harvey Wong 博士、Cornelis E.C.A. Hop 博士共同编写，面向广大读者，尤其对从事药物发现和研究工作的实验人员、管理人员都是非常有价值的参考手册。原著语言精练，以清晰、简洁、通俗易懂的摘要形式，对 ADME（吸收、分布、代谢和排泄）科学的多个方面研究进行了全面的综合整理，并将常用的数据以表格的形式进行了汇总，非常方便随时取用。原著另一个特点是，通过提供每个概念的基础知识，将读者所需的先期储备知识量也就是阅读门槛降至最低，即使是初学入门者，也能轻松使用。

　　本书由郭建军和张振博士带领湖南恒兴医药科技有限公司从事 DMPK（药物代谢和药代动力学）工作的研究人员，以及业内其他专业人士共同翻译，他们分别是（以姓氏拼音为序）：陈梅、郭建军、刘璐、马丽、宁挺杨、苏文俏、隋爽、韦唯、文超琪、许玲美、张林琪、张姗姗、张振、周文。翻译团队成员的专业涉及药代动力学、药理学、药物化学、医学等多个领域，具有丰富的知识储备和研究经验，在此感谢他们为本书成稿作出的巨大贡献。

　　本书涉及多个学科，限于用语习惯和译者水平，翻译不当或疏漏之处，恳请读者批评指正，有感兴趣的内容，欢迎沟通交流。

湖南恒兴医药科技有限公司　郭建军　张振
2023 年 5 月

本书献给：

Zarrin、Sohrob 以及我的父母 Maryam 和 Mahmoud

Sally、Ethan 和 Matthew

Giti、Patrick 和 Chloe

感谢他们的爱和支持！

前言

　　药物发现是复杂的，但在许多方面是值得的。我们已经认识到，当我们不断做出重要和及时的决定，以合成具有成为安全和有效药物潜力的优良化合物时，药物发现是可能的。药物代谢和药代动力学在这一过程中起着不可或缺的作用。

　　《药物代谢及药代动力学快速指南》面向广大读者，尤其是来自各个学科（诸如药物化学、药理学、药物代谢和药代动力学、生物分析、临床科学、生物化学、药剂学和毒理学）的从事药物研究或对药物发现感兴趣的人。本书第一次以清晰、简洁、通俗易懂的摘要形式，对 ADME（吸收、分布、代谢和排泄）科学的多个方面研究进行了全面的综合整理。我们通过提供每个概念的基础知识，将读者所需的先期知识量也就是阅读门槛降至最低。这本参考书可供读者日常使用，并提供许多常用的表格（用于数据解释）、图片和小知识。这些小知识是一些简短且与讨论的主题相关的信息，旨在为讨论的主题提供另一个探讨角度。

致
谢

　　本书的编写得到了许多人的帮助。感谢 Ronitte Libedinsky 编辑的帮助以及以下各位的建议：Ignacio Aliagas、Jeff Blaney、John R.Cashman、Patrick Dansette、Xiao Ding、Peter W.Fan、Jason S.Halladay、James P.Driscoll、Jeffrey P.Jones、Jane R.Kenny、Walter A.Korfmacher、Lichuan Liu、Xingrong Liu、Anthony Y.H.Lu、Joseph Lubach、Dan Ortwine、K.Wayne Riggs、Young Shin、George R. Tonn 和 Joseph A Ware。

　　Siamak Cyrus Khojasteh 博士在 Sidney D. Nelson 博士的指导下获得了加州大学伯克利分校的学士学位和华盛顿大学的药物化学博士学位。Khojasteh 博士负责美国基因泰克公司（Genentech，南旧金山）的代谢研究，并领导一个由约 20 名科学家组成的团队，在此之前，他是辉瑞公司［格罗顿市（Groton），康涅狄格州］的高级研究科学家。他的研究兴趣是生物转化的机制，特别是通过 P450 或非 P450 酶形成活性代谢物。

　　Harvey Wong 博士毕业于不列颠哥伦比亚大学，获得了药物动力学和生物药剂学博士学位。毕业后，他在杜邦制药公司工作，随后在百时美施贵宝从事神经科学药物发现领域的工作。目前，Harvey 是美国基因泰克公司药物代谢和药代动力学部门的高级科学家，从事肿瘤学和免疫学领域的工作。他参与了两个治疗领域中候选药物的药代动力学建模和临床前药代动力学-药效动力学（PK-PD）关系的定义。Harvey 博士发表了 70 多篇学术论文。

　　Cornelis E.C.A. Hop 博士负责管理美国基因泰克公司（南旧金山）的小分子药物代谢和药代动力学部门，并领导一个由约 55 名科学家组成的团队，参与 ADME 数据的研究和解释，以支持药物发现和开发。在此之前，他曾是辉瑞公司（格罗顿市，康涅狄格州）的高级主任和默克公司［罗威市（Rahway），新泽西州］的高级研究员。Hop 博士在 ADME 科学和生物转化，尤其是 PK 预测和生物分析方面拥有丰富的经验。他在学术期刊上发表了 100 多篇论文且参与了几本图书的编写工作，并在会议上和高校发表了 50 多次演讲。

目录

第 4 章 转运体 055

第 **1** 章

药代动力学

概要

药代动力学（pharmacokinetics）作为一种"工具"，能定量描述化合物/药物进入身体后机体对其的作用，如吸收（absorption）、分布（distribution）、代谢（metabolism）和排泄（excretion）等过程均能通过药代动力学参数进行描述。药代动力学表征可用于选择适当和有效的给药方案。在药物发现和临床前开发过程中，对动物体内药代动力学的理解可用以指导候选药物的筛选和进一步推进。本章描述和定义了基本的药代动力学参数及其推导过程，也对经验性房室模型以及简单生理模型进行了介绍。此外，本章还提供了一些有用的表格，用于解释药代动力学数据。

1.1　缩略语及符号

α	二房室模型分布相速率常数
A	分布相 y 轴截距
AUC	全血/血浆浓度-时间曲线下面积
$\text{AUC}_{血管外}$	血管外给药（例如，口服、皮下、腹腔）AUC
AUC_{IV}	静脉给药 AUC
β	二房室模型末端消除相速率常数
B	末端消除相 y 轴截距
C_{in}	药物进入肝脏或其他器官前的瞬时浓度
$C_{初始}$	初始浓度
C_{out}	药物离开肝脏或其他器官后的瞬时浓度
CL	清除率
CL_{int}	内在代谢清除率
C_{max}	最高或峰全血/血浆浓度
$C_{max(SS)}$	稳态 C_{max}
E	抽提比
F	生物利用度
f_u	全血/血浆中药物游离分数
f_{uT}	组织中药物游离分数

k	一级动力学末端消除相速率常数
k_{12}	中央室到周边室转运速率常数
k_{21}	周边室到中央室转运速率常数
k_a	一级吸收速率常数
MRT	平均滞留时间
Q	肝血流速率
R	蓄积比
τ	给药间隔
$t_{1/2}$	半衰期
t_{max}	达峰时间
V_β	二房室模型中 V_d 的专门名称
V_C	中央室分布容积
V_d	分布容积
V_p	血浆容积
V_{SS}	稳态分布容积
V_T	组织容积

1.2 基本概念

1.2.1 浓度–时间曲线下面积（AUC）

浓度-时间曲线下面积（AUC）是一个重要的暴露量衡量指标（见图 1.1）。相对于仅测定单一时间点的全血/血浆中药物浓度，评估 AUC 被认作是一种更为"稳健"的衡量药物暴露量的手段。单个时间点下药物浓度的测定误差通常对 AUC 的影响较小。

AUC 以"浓度×时间"单位来表示（例如，μg·h/mL）。在线性条件下，AUC 随剂量成比例增加。

为合理估算 AUC，血浆/全血样本收集应该持续足够长的时间，以使从最后一个测量点开始到理论外推至无穷远的 AUC 与总 AUC 之比小于 30%。

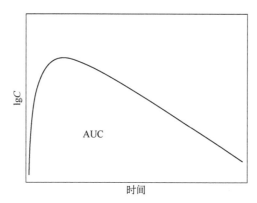

图 1.1　浓度-时间曲线下面积（AUC）

1.2.2　最高或峰全血/血浆浓度（C_{max}）

最高或峰全血/血浆浓度（C_{max}）是另一个重要的暴露量衡量指标（见图 1.2）。C_{max} 以浓度单位表示（如 μg/mL）。

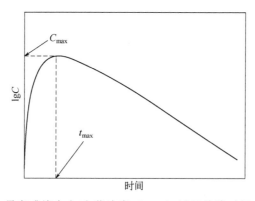

图 1.2　最高或峰全血/血浆浓度（C_{max}）以及达峰时间（t_{max}）

与 AUC 类似，C_{max} 在线性条件下随剂量成比例增加。如果进行非房室模型分析，该浓度由所选取的样本收集时间来决定，为"观测值"，而"真实的"C_{max} 未知。静脉给药后，C_{max} 通常会立即出现在给药完成后。

1.2.3　达峰时间（t_{max}）

C_{max} 出现的时间定义为 t_{max}（见图 1.2）。t_{max} 以时间单位表示（如 h）。t_{max} 是衡量血管外给药后药物被吸收进入体循环速率的指标。类似于

C_{max}，当采用非房室模型进行分析时，t_{max} 由所选取的采集时间来决定，也为"观测值"，"真实的" t_{max} 未知。

1.2.4 生物利用度（F）

生物利用度（bioavailability）是指相对于静脉给药，血管外给药（如口服、皮下、腹腔等）后药物进入体循环的比例，以百分比表示。生物利用度的计算如下所示：

$$F = \frac{AUC_{血管外} / 血管外剂量}{AUC_{静脉} / 静脉剂量} \times 100^{❶} \tag{1.1}$$

1.2.4.1 F 计算示例

口服剂量：2mg/kg
口服 AUC：20μg·h/mL
静脉剂量：1mg/kg
静脉 AUC：50μg·h/mL

$$F = \frac{20/2}{50/1} \times 100^{❶} = 20\%$$

对于口服给药，高生物利用度并不一定能转化为高口服暴露量。对于具有非常高清除率（CL）的化合物，通常可能会观察到高 F 值，原因是其 AUC_{IV} 非常低。此外，在药代动力学研究设计中，口服给药通常会使用相对于静脉给药更高的剂量。由于药物口服后会先被吸收到肝门静脉，并且此后须通过肝脏后才会进入血液循环，因此可能会发生肝首过代谢饱和。这种情况下可能会导致高 F 值，有时可能会大于 100%，尤其是在给予高口服剂量时。化合物的口服暴露量应结合 F 和口服 AUC 进行综合评估，并应结合所给予的剂量进行解读。

1.2.5 清除率（CL）

CL 是单位时间内清除的化合物/药物所对应的血液体积。CL 单位是体积

---

❶ 原著此处有误，应为 100%。

/时间（即 mL/min）。各种器官的 CL 是可加和的。化合物的全身总 CL 为各器官的 CL 之和。

$$CL_{全身} = CL_{肝} + CL_{肾} + CL_{其他} \tag{1.2}$$

CL 可以根据如下公式进行计算：

$$CL = \frac{剂量}{AUC} \tag{1.3}$$

$$CL = V_d \cdot k \tag{1.4}$$

以及

$$k = \frac{0.693}{t_{1/2}} \tag{1.5}$$

式中，k 是一级动力学末端消除相速率常数（单位为时间的倒数单位）；$t_{1/2}$ 是半衰期（单位为时间的单位）；V_d 是分布容积（单位为体积的单位）。

$$CL = \frac{消除速率}{浓度} \tag{1.6}$$

> 肝脏代谢是大多数化合物的主要消除途径。尽管并非总是如此，一般假设 $CL_{肝}$（即肝脏代谢 CL）等于 $CL_{全身}$。

1.2.6 分布容积（V_d）

分布容积是一个与 CL 和半衰期相关的比例常数（译者注：V_d 是药物固有的独立 PK 参数，不由 CL 及 $t_{1/2}$ 决定），为体积单位（如 L）。分布容积与 CL 和半衰期的关系如下：

$$V_d = CL \times \frac{t_{1/2}}{0.693} \tag{1.7}$$

从生理学角度来看，分布容积是血浆和组织容积的总和（译者注：分布容积并不等于血浆和组织容积直接相加之和），可由以下等式描述：

$$V_d = V_p + V_T \times \frac{f_u}{f_{uT}} \tag{1.8}$$

式中，V_p 是血浆容积；V_T 是组织容积；f_u 是血浆中药物游离分数；f_{uT} 是组织中药物游离分数。

组织容积受药物与血浆蛋白及组织成分结合的影响。例如，在药物与组织成分结合不变的情况下，药物与血浆蛋白结合的增加会导致 f_u 的降低以及分布容积的减小。

对于表现出一房室特征的化合物：

$$V_d = V_{SS} = V_C \qquad (1.9)$$

式中，V_{SS} 是稳态分布容积；V_C 是中央室分布容积。

对于表现出多房室特征的化合物（见图1.3）：

$$V_d(二房室模型下的 V_\beta) > V_{SS} > V_C \qquad (1.10)$$

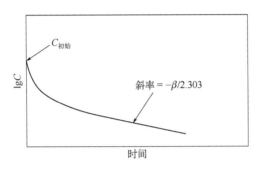

图 1.3 浓度-时间曲线图中 $C_{初始}$（初始浓度）以及 β（二房室模型末端消除相速率常数）的推导

$$V_C = \frac{剂量}{C_{初始}} \qquad (1.11)$$

$$V_d = \frac{剂量}{AUC \times \beta} \qquad (1.12)$$

特别需要注意的是 CL 和分布容积是独立参数，而半衰期取决于 CL 以及分布容积。

1.2.7 半衰期（$t_{1/2}$）

体内化合物总量减少到原来的一半所需的时间被定义为半衰期（见图1.4）。半衰期以时间单位表示（如 h），计算如下：

$$t_{1/2} = \frac{0.693}{k} \qquad (1.13)$$

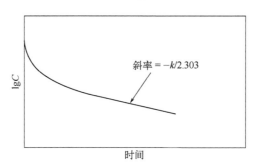

图 1.4　浓度-时间曲线图中 k（消除速率常数）的推导

对于二房室模型（参见 1.3 节）。

$$t_{1/2} = \frac{0.693}{\beta} \qquad (1.14)$$

多次给药后的蓄积程度由半衰期/消除速率常数来决定。蓄积比 R 定义如下：

$$R = \frac{C_{max(SS)}}{C_{max}} \qquad (1.15)$$

或者

$$R = \frac{1}{1 - e^{-k\tau}} \qquad (1.16)$$

式中，C_{max} 是单次给药后的最高或峰全血/血浆浓度；$C_{max(SS)}$ 是稳态时的 C_{max}；τ（tau）是以时间单位（如 h）表示的给药间隔。

半衰期与分布容积和 CL 的关系如下：

$$t_{1/2} = \frac{V_d \times 0.693}{CL} \qquad (1.17)$$

分布容积的增加或 CL 的降低将导致半衰期增加。

> 末端半衰期的估算有时会受生物分析方法灵敏度的影响。在有些情况下，灵敏度不足和/或给药剂量低，可能导致末端相并未被充分表征而使得实测半衰期值远小于真实值。

1.2.8 平均滞留时间（MRT）

平均滞留时间（MRT）是给药后药物分子在体内滞留的平均时间或在全身的平均转运时间。MRT 以时间单位（如 h）表示，计算如下：

$$\text{MRT} = \frac{1}{k} \tag{1.18}$$

1.3 房室模型

房室模型经验性地将机体划分为若干个房室。大多数药物可以被充分描述为一房室或二房室模型。在某些情况下，也可能会需要使用三房室模型。一般规则是在可以充分描述药物 PK 特征的前提下使用具有最少房室数的模型。本章将介绍一房室和二房室模型的基础知识。对于更详细的描述，请参阅本章末尾提供的参考资料。

1.3.1 一房室模型

表现出一房室动力学的化合物，其对数浓度-时间曲线具有单相特征（见图 1.5）。

1.3.1.1 静脉给药

k：一级消除速率常数（时间倒数单位）

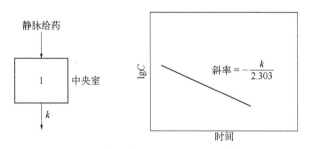

图 1.5 静脉单次给药的一房室模型

静脉单次给药后的浓度可用以下公式计算：

$$C = C_{初始} \times \mathrm{e}^{-kt} \qquad\qquad (1.19)$$

式中，C 是浓度；$C_{初始}$ 是静脉给药后的初始浓度；k 是一级消除速率常数；t 是时间。

1.3.1.2 血管外给药

k：一级消除速率常数（时间倒数单位）

k_a：一级吸收速率常数（时间倒数单位）

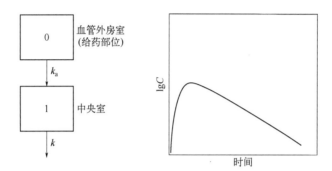

图 1.6　血管外单次给药的一房室模型

血管外单次给药后的浓度（见图 1.6）可以使用以下公式计算：

$$C = \frac{F \times 剂量}{V_d} \times \frac{k_a}{k_a - k} \times (\mathrm{e}^{-kt} - \mathrm{e}^{-k_a t}) \qquad\qquad (1.20)$$

式中，C 是浓度；F 是生物利用度；V_d 是分布容积；k_a 是一级吸收速率常数；k 是一级消除速率常数；t 是时间。

1.3.2 二房室模型

表现出二房室动力学的化合物，其对数浓度-时间曲线具有双相特征（见图 1.7）。

1.3.2.1 静脉给药

k：一级消除速率常数（时间倒数单位）

k_{12}：中央室到周边室转运速率常数（时间倒数单位）

k_{21}：周边室到中央室转运速率常数（时间倒数单位）

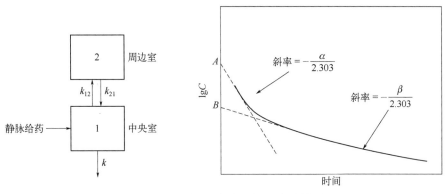

图 1.7　静脉单次给药后的二房室模型

静脉单次给药后的浓度可以使用以下公式计算：

$$C = Ae^{-\alpha t} + Be^{-\beta t} \tag{1.21}$$

式中，C 是浓度；α 是分布相速率常数；β 是末端消除相速率常数；A 是分布相 y 轴截距；B 是末端消除相 y 轴截距；t 是时间。

α、β、A 和 B（宏观常数）与 k_{12}、k_{21} 和 k（微观常数）的关系如下：

$$A = \frac{剂量 \times (k_{21} - \alpha)}{V_C(\beta - \alpha)} \tag{1.22}$$

$$B = \frac{剂量 \times (k_{21} - \beta)}{V_C(\alpha - \beta)} \tag{1.23}$$

$$\alpha + \beta = k_{12} + k_{21} + k \tag{1.24}$$

$$\alpha \times \beta = k_{21} \times k \tag{1.25}$$

式中，V_C 是中央室分布容积。

这些参数中的多数都可以使用商业化的药代动力学软件进行估算，如 WinNonlin® 和 Kinetica®。对于更详细的房室模型信息，请参阅本章末尾提供的参考资料。

1.4　生理模型

不同于房室模型，根据生理模型估算出来的参数具有生理意义而不仅仅是经验性的描述。因为肝脏是大多数化合物主要的消除器官，下文将对肝脏清除的简单生理模型（见图 1.8）进行描述。

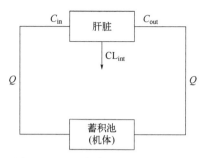

图 1.8　肝脏清除的简单生理模型

1.4.1　肝清除（充分搅拌模型）

C_{in} 是进入肝脏或器官的浓度，C_{out} 是离开肝脏或器官的浓度，Q 是肝血流速率，CL_{int} 是内在代谢 CL。

肝清除率可被定义为：

$$\text{CL}_{\text{肝}} = Q \times E \tag{1.26}$$

$$E = \frac{C_{\text{in}} - C_{\text{out}}}{C_{\text{in}}} \tag{1.27}$$

或者

$$E = \frac{f_{\text{u}} \times \text{CL}_{\text{int}}}{f_{\text{u}} \times \text{CL}_{\text{int}} + Q} \tag{1.28}$$

式中，E 为肝抽提比；f_{u} 为游离分数。

抽提比指的是药物因每次通过肝脏而被肝脏去除的比例。例如，E 等于 0.5 意味着 50% 的药物通过肝脏后会被清除（译者注：这里的药物指的是游离药物）。

对于具有高内在代谢 CL 的药物，肝 CL 依赖于肝血流速率。

$$\text{CL}_{\text{肝}} = Q \frac{f_{\text{u}} \times \text{CL}_{\text{int}}}{f_{\text{u}} \times \text{CL}_{\text{int}} + Q} \xrightarrow{\text{近似}} \text{CL}_{\text{肝}} \approx Q \tag{1.29}$$

对于具有低内在代谢 CL 的药物，肝 CL 依赖于游离分数和内在代谢 CL。

$$\text{CL}_{\text{肝}} = Q \frac{f_{\text{u}} \times \text{CL}_{\text{int}}}{f_{\text{u}} \times \text{CL}_{\text{int}} + Q} \xrightarrow{\text{近似}} \text{CL}_{\text{肝}} \approx f_{\text{u}} \times \text{CL}_{\text{int}} \tag{1.30}$$

由于药物通常由肝脏清除，因此肝 CL 常近似等于全身 CL，可根据占肝血流速率的百分比对化合物进行分类。

低清除率：<30%的肝血流速率

中度清除率：30%～70%的肝血流速率

高清除率：>70%的肝血流速率

具有低、中和高清除率的化合物示例：

低	中	高
卡马西平（carbamazepine）	阿司匹林（aspirin）	阿普洛尔（alprenolol）
地西泮（diazepam）	可待因（codeine）	可卡因（cocaine）
布洛芬（ibuprofen）	环孢素（cyclosporine）	哌替啶（meperidine）
硝西泮（nitrazepam）	昂丹司琼（ondansetrone）	吗啡（morphine）
帕罗西汀（paroxetine）	硝苯地平（nifedipine）	尼古丁（nicotine）
水杨酸（salicylic acid）	去甲替林（nortriptyline）	硝酸甘油（nitroglycerin）
华法林（warfarin）		丙氧芬（propoxyphene）
		维拉帕米（verapamil）

改编自 Rowland and Tozer（2011）

估算的清除率大于肝血流速率

通过对比 CL 和肝血流速率将药物和候选药物分类为低、中或高清除率分子在药代动力学评估中很重要。大多数药物是通过口服给药，而具有低肝 CL 的药物可以表现出更好的 F 和口服暴露水平。有时某些化合物显示出高于肝血流速率的 CL，其三种可能的生理原因包括：

（1）化合物通过肝外消除途径被清除。虽然肝脏代谢是最常见的药物消除途径，但不是唯一的途径。

（2）通常估算的是血浆 CL 而不是全血 CL（全血的生物分析要比血浆困难得多）。对于更易于分布至红细胞的化合物，用血浆 CL 估算出的全身 CL 会被高估。这可以通过测定目标化合物的全血与血浆比来做进一步分析。

（3）静脉给药且具有广泛肺摄取的化合物有时其 CL 估算值是大于心脏总输出血流速率的。

最后，化合物在全血或血浆中的降解可以导致 CL 被高估。在某些情况下，对于肝脏清除的化合物，估算出的 CL 高于肝血流速率可能是由于药物在血浆/全血中不稳定所导致。

1.5 不同种属的生理参数

以下表格包含不同种属的生理参数［血流速率（见表 1.1）和各种体液和器官的体积（见表 1.2）］，这些生理性信息将有助于解释 CL 和分布容积的估算。

表 1.1 小鼠、大鼠、犬、猴和人各器官和组织的血流速率

血流速率单位 mL/min［mL/(min·kg)，以表中所列体重计］					
种属（体重）	小鼠（0.02kg）	大鼠（0.25kg）	犬（10kg）	猴（5kg）	人（70kg）
心脏总输出	8.0（400）	74（296）	1200（120）	1086（217）	5600（80）
肾小球滤过率（GFR）	0.28（14）	1.3（5.2）	61.3（6.13）	10.4（2.08）	125（1.79）
组织					
脂肪	—	0.4（1.6）	35（3.5）	20（4.0）	260（3.71）
骨	—	13.5（53.9）	—	—	218（3.12）
脑	0.46（23）	1.3（5.2）	45（4.5）	72（14.4）	700（10.0）
心脏	0.28（14）	3.9（15.6）	54（5.4）	60（12.0）	240（3.4）
肾	1.30（65）	9.2（37）	216（21.6）	138（27.6）	1240（17.7）
肝（总血流速率）	1.8（90）	13.8（55.2）	309（30.9）	218（43.6）	1450（20.7）
肝动脉	0.35（18）	2.0（8.0）	79（7.9）	51（10.2）	300（4.29）
肝门静脉	1.45（73）	9.8（39）	230（23）	167（33.4）	1150（16.4）
肺	0.070（3.5）	2.3（9.3）	106（10.6）	—	—
肌肉	0.91（46）	7.5（30）	250（25）	90（18.0）	750（10.7）
皮肤	0.41（21）	5.8（23）	100（10）	54（10.8）	300（4.3）
甲状腺	—	—	—	—	83.2（1.19）

注：数据来源于 Davies and Morris（1993）以及 Brown et al.（1997）。

表 1.2 小鼠、大鼠、犬、猴和人各种体液和器官的体积（mL）

体积/mL	种属（体重）				
	小鼠（0.02kg）	大鼠（0.25kg）	犬（10kg）	猴（5kg）	人（70kg）
全血	1.7	13.5	900	367	5200
血浆	1.0	7.8	515	224	3000
全身水分	14.5	167	6036	3465	42000
细胞内液	—	92.8	3276	2425	23800

体积/mL	种属（体重）				
	小鼠 （0.02kg）	大鼠 （0.25kg）	犬 （10kg）	猴 （5kg）	人 （70kg）
细胞外液	—	74.2	2760	1040	18200
肝	1.3	19.6	480	135	1690
脑	—	1.2	72	—	1450

注：数据来源于 Davies and Morris（1993）。

参考文献

Brown RP, Delp MD, Lindstedt SL et al (1997) Physiological parameter values for physiologically based pharmacokinetic models. Toxicol Ind Health 13: 407-484

Davies B, Morris T (1993) Physiological parameters in laboratory animals and humans. Pharm Res 10: 1093-1095

Gilbaldi M, Perrier D (1982) Pharmacokinetics, 2nd edn. Marcel Dekker, New York

Rowland M, Tozer TN (2011) Clinical pharmacokinetics and pharmacodynamics: concepts and applications. Lippincott Williams & Wilkins, Baltimore

Shargel L, Yu ABC (1999) Applied biopharmaceutics & pharmacokinetics, 4th edn. Appleton & Lange, Stamford

Wagner JG (1993) Pharmacokinetics for the pharmaceutical scientist. Technomic Publishing Company, Lancaster

扩展阅读

Wilkinson GR, Shand DG (1975) Commentary: a physiological approach to hepatic drug clearance. Clin Pharmacol Ther 18: 377-390

第 **2** 章

药物代谢酶

概要

代谢是药物从体内清除的主要途径。药物代谢酶（drug metabolizing enzymes，DMEs）主要存在于肝脏、肠道和血液中，负责把亲脂性药物转化为更为亲水的化合物，以促进其从体内排泄。药物代谢酶通常分为两类，即Ⅰ相代谢酶和Ⅱ相代谢酶。Ⅰ相代谢酶负责氧化、还原和水解反应，Ⅱ相代谢酶负责结合反应（Ⅰ相和Ⅱ相代谢并不一定构成的是级联反应过程）。这一章主要介绍参与Ⅰ相和Ⅱ相反应的药物代谢酶、酶在亚细胞结构中的分布、辅因子、器官分布、反应机制以及代谢酶典型的底物和抑制剂。

2.1 缩略语

ABT	氨基苯并三唑
ADH	醇脱氢酶
AKR	醛酮还原酶
ALDH	醛脱氢酶
AO	醛氧化酶
AZT	3′-叠氮-3′-脱氧胸苷
BSO	L-丁硫氨酸-亚砜亚胺
CDNB	1-氯-2,4-二硝基苯
CL	清除率
DCNP	2,6-二氯-4-硝基苯酚
DME	药物代谢酶
EC	基于功能的酶分类号
EH	环氧化物水解酶
ER	内质网（例如，微粒体）
FAD	黄素腺嘌呤二核苷酸
FMO	含黄素单加氧酶
GI	胃肠
GST	谷胱甘肽 *S*-转移酶
LM	肝微粒体

MAO	单胺氧化酶
mCPBA	间氯过氧苯甲酸
NAC	N-乙酰半胱氨酸
NAD	烟酰胺腺嘌呤二核苷酸
NADPH	还原型烟酰胺腺嘌呤二核苷酸磷酸
NAT	N-乙酰转移酶
P450	细胞色素 P450
PAPS	3′-磷酸腺苷-5′-磷酰硫酸
PM	弱代谢型
NQO	NADPH：醌还原酶
SAM	S-腺苷甲硫氨酸
SULT	磺基转移酶
UDPGA	尿苷二磷酸葡萄糖醛酸
UGT	尿苷二磷酸葡萄糖醛酸转移酶
XDH	黄嘌呤脱氢酶
XO	黄嘌呤氧化酶

2.2 基本概念和定义

代谢是外源性异物在体内的主要消除途径（见表 2.1）。

体内总清除率（CL）公式为：

$$CL_总 = CL_肾 + CL_胆汁 + CL_代谢 + CL_其他 \qquad (2.1)$$

式中，$CL_肾$ 和 $CL_胆汁$ 是原形药物分别从尿液和胆汁中清除的清除率；$CL_代谢$ 是由代谢所贡献的药物清除率，包括肝内代谢和肝外代谢；$CL_其他$ 是其他未计入的清除率。

注：CL 是可加和的。

1959 年 R. Tecwyn Williams 首次提出药物代谢酶（drug metabolizing enzyme，DME）应分为两类：Ⅰ 相代谢酶和 Ⅱ 相代谢酶。

Ⅰ 相药物代谢酶参与氧化、还原或水解反应（见表 2.2）。这些酶所介导的反应也被称为"功能化"反应，但该描述还不足以完全涵盖这类生物转化途径的范围。

Ⅱ相药物代谢酶参与结合反应（见表 2.3）。

药物转运体被称为Ⅲ相反应酶，可以协助药物转入或排出细胞（见第 4 章）。

表 2.1 已上市药物的清除途径（Williams et al., 2004）

清除途径	占已上市药物的百分比
代谢	70%（50% P450、12% UGT、5% 酯酶、3% 其他）[a]
尿液	20%
胆汁	10%

[a] 在 70% 的总代谢占比中，不同酶的贡献。

UGT：尿苷二磷酸葡萄糖醛酸转移酶（uridine diphosphate glucuronosyltransferase）。

表 2.2 Ⅰ相药物代谢酶（DMEs）及其在血液和亚细胞结构中的分布

途径	酶（简称）EC 号	血液及亚细胞中的分布
氧化	醇脱氢酶（ADH）1.1.1	细胞质、血管
	醛脱氢酶（ALDH）1.2.1	线粒体、细胞质
	醛氧化酶（AO）1.2.3.1	细胞质
	醛酮还原酶（AKR）	细胞质
	细胞色素 P450（P450 或 CYP）1.14.13 和 1.14.14.1	内质网
	二胺氧化酶（DAO）1.4.3.6	细胞质
	含黄素单加氧酶（FMO）1.14.13.8	内质网
	单胺氧化酶（MAO）1.4.3.4	线粒体
	前列腺素 H 合成酶（PGHS）1.14.99.1	内质网
	黄嘌呤氧化酶/黄嘌呤脱氢酶（XO/XDH）1.2.3.2/1.17.1.4	细胞质
水解	羧酸酯酶（CE）3.1.1.1	内质网、细胞质、溶酶体
	环氧化物水解酶（EH）3.3.2	内质网、细胞质
	β-葡萄糖醛酸酶 3.2.1.31	溶酶体、内质网、血液、肠道细菌
	芳基酯酶/对氧磷酶（PON）3.1.1.2	
	假胆碱酯酶/丁酰胆碱酯酶（BuChE）3.1.1.8	细胞质
	肽酶	血液、溶酶体
还原	偶氮和硝基还原酶	微生物群落、内质网、细胞质
	羰基还原酶	细胞质、血液、内质网
	二硫还原酶	细胞质
	醌还原酶（NADPH）1.6.5.5	细胞质、内质网
	亚砜还原酶	细胞质
	还原脱氢酶	内质网

表 2.3 Ⅱ相药物代谢酶及其在血液或亚细胞结构中的分布

酶（简称）分类号	血液或亚细胞中的分布
尿苷二磷酸葡萄糖醛酸转移酶（UGT）2.4.1.17	内质网
磺基转移酶（SULT）2.8.2	细胞质
谷胱甘肽 S-转移酶（GST）2.5.1.18	细胞质、内质网
氨基酸结合物系统	线粒体、内质网
N-乙酰转移酶（NAT）2.3.1.87	细胞质
甲基转移酶	细胞质、内质网、血液

1824 年，弗里德里希·维勒（Friedrich Wohler）在经苯甲酸喂饲犬的尿液中发现并报道了第一个体内代谢物，即马尿酸（苯甲酸和甘氨酸的结合物）。

2.3 酶的命名法

作为酶家族成员之一，药物代谢酶根据其催化的反应类型可以分为六个亚类（见表 2.4），由国际生物化学与分子生物学联盟下属的命名委员会进行命名。在某些情况下，由于一种酶可催化多种反应，因此很难将它归为具体的某一个亚类。

表 2.4 酶亚类及其催化的反应

亚类	酶的分类	反应
EC 1	氧化还原酶类	氧化或还原
EC 2	转移酶类	将某一官能团从一个分子转移到另一个分子
EC 3	水解酶类	水解并加入一个水分子
EC 4	裂解酶类	通过非水解和氧化的方式对化学键进行切断
EC 5	异构酶类	同分异构体、几何异构体和旋光异构体间转换
EC 6	连接酶类	两个大分子底物的连接

基于药物体内处置的生物药剂学分类系统（BDDCS）是一种将生物药剂学分类与已上市药物代谢和转运体相关联的分类工具（见 3.5 节）。

2.4 Ⅰ相反应：代谢酶

2.4.1 细胞色素 P450 酶（CYPs 或 P450s；CYP2C9、CYP2C19 和 CYP3A4，EC 1.14.13；其他 CYP 药物代谢酶，EC 1.14.14.1；非药物代谢酶的命名用其他编号表示）

亚细胞分布：细胞色素 P450 以膜结合的形式存在于内质网（endoplasmic reticulum，ER）的细胞质侧（一些细菌的 P450 酶分布于细胞质中），大多数是结合在滑面内质网上。

器官分布：肝、肠、肾、肺和脑（见表 2.5，其他器官见表 2.6，影响 P450 表达的因素见表 2.7）中均发现细胞色素 P450。

辅因子：包括还原型烟酰胺腺嘌呤二核苷酸磷酸（NADPH）、电子转移 P450 还原酶和/或细胞色素 b_5。

活性位点：含有铁离子（Fe^{2+} 或 Fe^{3+}）、原卟啉Ⅸ环（将四个吡咯氮原子与铁配位）以及与铁配位的半胱氨酸硫醇（作为第五配体）。

总反应式：$RH + O_2 + NADPH + H^+ \longrightarrow ROH + H_2O + NADP^+$

RH 是底物，ROH 是氧化产物。

> P450 酶占人体肝脏总微粒体蛋白的 1.5%~3%（在大鼠肝脏中为 5%），即 P450 酶在人微粒体蛋白以及人肝脏中的浓度分别为 0.3~0.6nmol/mg（大鼠为 1nmol/mg）和 5nmol/g（大鼠肝脏中为 20nmol/g）。

P450 酶反应循环的步骤（图 2.1）：

（1）底物与 Fe^{3+}（低自旋态）结合并置换出一个水分子，Fe^{3+} 变为高自旋态。

（2）在 P450 还原酶的作用下，电子转移，Fe^{3+} 接受一个电子变成 Fe^{2+}。

（3）O_2 与 Fe^{2+} 结合。

（4）在 P450 还原酶或细胞色素 b_5 的作用下，发生第二次电子转移。

（5）活性铁 FeO^{3+} 形成。其他活性铁包括 FeO_2^+ 和 FeO_2H^{2+}（Vaz et al., 1996）。

（6）底物上失去一个氢原子（或一个电子）而转化为自由基中间体。

（7）羟基自由基与底物重新结合形成氧化代谢物（ROH）。

P450 氧化反应的各种示例将在第 6 章进行描述（见图 6.5）。

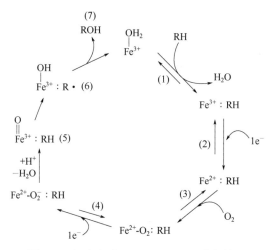

图 2.1　细胞色素 P450（CYP）反应循环

当一氧化碳与还原形式的酶（即含亚铁或 Fe^{2+} 的酶）结合时，P450 在 450nm 处表现出最大吸收值。通常采用差示光谱法根据以下等式对 P450 进行定量：

$$[P450] \ (mmol/L) = \Delta A \ (450 \sim 490nm) \times 1000/\varepsilon$$

ε 是 P450 消光系数，设定为 91mL/(mol·cm)。

420nm 处的吸收值能反映 P450 的失活，通常认为是 Fe-S 从半胱氨酸中被置换出来所致。

反应：见图 6.5。

底物和抑制剂：分别见表 5.2 和表 5.4。1-氨基苯并三唑 (1-aminobenzotriazole，ABT) 是一种广谱 P450 同工酶灭活剂。在体外，ABT（1mmol/L）发挥作用需要在酶和 NADPH 存在的情况下预孵育至少 15min。在体内，ABT 灭活 P450 同工酶所需的口服剂量：大鼠为 50mg/kg，犬和猴为 20mg/kg。在如上剂量下，ABT 血浆浓度高并能持续超过 24h（Balani et al.，2002）。人 P450 酶底物的典型特征可参见表 2.8。

在反应循环中，P450 还原酶（其活性位点含有黄素蛋白）结合到 NADPH 上，充当载体将电子转移到 P450 酶上。P450 还原酶与 P450 酶的比例是可变的，但平均值被认为是 1：10。P450 还原酶也能催化底物生成其还原产物，如硝基芳烃还原为苯胺。

P450 命名法基于酶的氨基酸序列。名称包括以下信息：家族、亚家族和特定的同工酶。小鼠亚型用小写字母表示（不适用于其他临床前物种，见表 2.9）。

例如：CYP3A4

3 代表家族（同一家族成员>40%的氨基酸序列具有同源性）；

A 代表亚家族（同一亚家族成员 40%～70%的氨基酸序列具有同源性）；

4 代表亚家族中的特定同工酶（同种同工酶的成员>70%的氨基酸序列具有同源性）。

针对药物代谢，有三个主要的 P450 家族起主要作用：CYP1、CYP2 和 CYP3。

表 2.5　P450 同工酶及其在人肝脏（Rostami-Hodjegan and Tucker，2007）和肠道中（Paine，2006）的丰度

P450 同工酶	人肝脏中平均丰度/(pmol/mg)（占全部的百分数）	人肠道中平均丰度/(pmol/mg)（占全部的百分数）	在已上市药物的代谢中的贡献度/%[a]
CYP1A1	未检测到	5.6（7.4%）	
CYP1A2	37（11%）		9
CYP2A6	29（8.6%）		
CYP2B6	7（2.1%）		2
CYP2C8	19（5.7%）		
CYP2C9[b]	60（18%）	8.4（11%）	16
CYP2C19[b]	9（2.7%）	1.0（1.3%）	12
CYP2D6[b]	7（2.1%）	0.5（0.7%）	12
CYP2E1	49（15%）		2
CYP2J2		0.9（1.4%）	
CYP3A4	131（40%）	43（57%）	46
CYP3A5		16（21%）	

[a] 2002 年上市药物前 200 名中 P450 同工酶对药物代谢的贡献百分比（Williams et al.，2004）。

[b] P450 同工酶多态性（参见"基因多态性"方框中的百分比）。

基因多态性是指编码 DME 基因的稳定变异（等位基因变异），并且这种稳定变异在至少 1% 的特定人群中能被观察到。基因多态性由符号*后跟数字表示（例如，*CYP2D6*3*，注：基因是斜体形式）。基因编号是基于发现变异体的时间顺序。野生型基因指定为*1*。基因分型或表型分型可用于确定具有多态性酶的代谢能力，代谢能力变化可导致药物的药代动力学特性发生改变。

研究遗传学和治疗药物之间相互作用的学科称为药物遗传学或药物基因组学。

对于高加索人，1%～3% 的人群表现为 CYP2C9 弱代谢型（poor metabolizers，PM），3%～5% 的人群表现为 CYP2C19 弱代谢型，5%～10% 的人群表现为 CYP2D6 弱代谢型。

表 2.6　人肝外 P450 同工酶的分布

P450 同工酶	组织分布
CYP1A1	肺、肾、胃肠道、皮肤、胎盘
CYP1B1	皮肤、肾脏、前列腺、乳腺
CYP2A6	肺、鼻膜
CYP2B6	胃肠道、肺
CYP2C	胃肠道（小肠黏膜）、喉、肺
CYP2D6	胃肠道
CYP2E1	肺、胎盘
CYP2F1	肺、胎盘
CYP2J2	心脏
CYP3A	胃肠道、肺、胎盘、胎儿、子宫、肾

表 2.7　影响 P450 表达的因素（Rendic and Di Carlo，1997)

因素	受影响的 P450 同工酶
营养	1A1、1A2、2E1、3A4/5
吸烟	1A1、1A2
药物	1A1、1A2、2A6、2B6、2C、2D6、3A4/5
环境	1A1、1A2、2A6、1B、2E1、3A4/5
基因多态性	1A、2A6、2C9、2C19、2D6、2E1

表 2.8　人 P450 底物的典型特征

P450 同工酶	碱性、酸性或中性底物	底物特征
CYP1A2	碱性、中性	平面多环芳烃、一个氢键供体、可能含有胺或酰胺基团
CYP2A6	碱性、中性	小尺寸、非平面、至少一个芳香环
CYP2B6	碱性、中性	中等大小、角状结构、1～2 个氢键供体或受体
CYP2C8	酸性、中性	大尺寸、拉伸型结构
CYP2C9	酸性	中等大小、1～2 个氢键供体、亲脂性
CYP2C19	碱性	2～3 个氢键受体、中等亲脂性
CYP2D6	碱性	中等大小、碱性氮和氧化位点之间有 5～7Å 的距离
CYP2E1	中性	小尺寸、亲水性、接近平面结构
CYP3A	碱性、酸性、中性	大尺寸、亲脂性

注：这些酶中的每一种都存在诸多例外情况。这些酶的探针底物示例见表 5.2。

　　酶的直系同源形式是不同属中具有相同进化起源的相似基因产物。酶的直系同源形式可以非常相似，例如大鼠和人的 CYP1A2，也可以不同，例如大鼠中的 CYP3A1 和人的 CYP3A4。由于这个原因，酶的两个直系同源形式的底物和抑制剂永远不会完全相同，有时甚至会非常不一样。

表 2.9　不同种属中主要的 P450 同工酶（Martignoni et al.，2006）
（注：小鼠同工酶是小写形式）

同工酶	小鼠	大鼠	犬	猴	人
CYP1	1a1, 1a2, 1b1	1A1, 1A2, 1B1	1A1, 1A2, 1B1	1A1, 1A2, 1B1	1A1, 1A2, 1B1
CYP2A	2a4, 2a5, 2a12, 2a22	2A1, 2A2, 2A3	2A13, 2A25	2A23, 2A24	2A6, 2A7, 2A13
CYP2B	2b9, 2b10	2B1, 2B2, 2B3	2B11	2B17	2B6, 2B7
CYP2C	2c29, 2c37, 2c38, 2c39, 2c40, 2c44, 2c50, 2c54, 2c55	2C6, 2C7, 2C11[a], 2C12[a], 2C13[a], 2C22, 2C23	2C21, 2C41[b]	2C20, 2C43	2C8, 2C9, 2C18, 2C19
CYP2D	2d9, 2d10, 2d11, 2d12, 2d13, 2d22, 2d26, 2d34, 2d40	2D1, 2D2, 2D3, 2D4, 2D5, 2D18	2D15	2D17, 2D19, 2D29, 2D30	2D6, 2D7, 2D8
CYP2E	2e1	2E1	2E1	2E1	2E1
CYP3A	3a11[c], 3a13, 3a16, 3a25, 3a41, 3a44	3A1/3A23, 3A2[d], 3A9[d], 3A9, 3A18[d], 3A62	3A12, 3A26	3A8[e]	3A4, 3A5, 3A7, 3A43

[a] CYP2C11 是雄性特有的，占雄性大鼠 P450 总含量的 50%。CYP2C12 是成年雌性大鼠特有的，而 CYP2C13 是雄性大鼠特有的。

[b] CYP2C41 与人 CYP2C 同源。

[c] 3a11 的最高活性出现在小鼠 4～8 周龄。

[d] CYP3A2 和 3A18 是雄性大鼠特有的，CYP3A9 是雌性大鼠特有的。

[e] CYP3A8 占猴肝 P450 同工酶总浓度的 20%。

2.4.2 含黄素单加氧酶（FMOs；EC 1.14.13.8）

亚细胞分布：酶以膜结合的形式存在于内质网的细胞质侧（类似于 P450 酶）。

器官分布：肝、肾、肠、肺、脑、皮肤、胰腺和分泌组织（见表 2.10）。

辅因子：NADPH。

辅基：黄素腺嘌呤二核苷酸（FAD）。

反应：见图 2.2。

表 2.10　FMO 在不同物种中的分布（Benedetti et al., 2006；Zhang and Cashman, 2006）

FOM 亚型	小鼠	大鼠	猴	人
FMO1	肾	肝、肾	肾	肾>>肺、小肠>>肝
FMO2	肺	肺	肺	肺>>肾>肝、小肠
FMO3	肝、肾	肾	肝、肾	肝>>肺>肾>>小肠

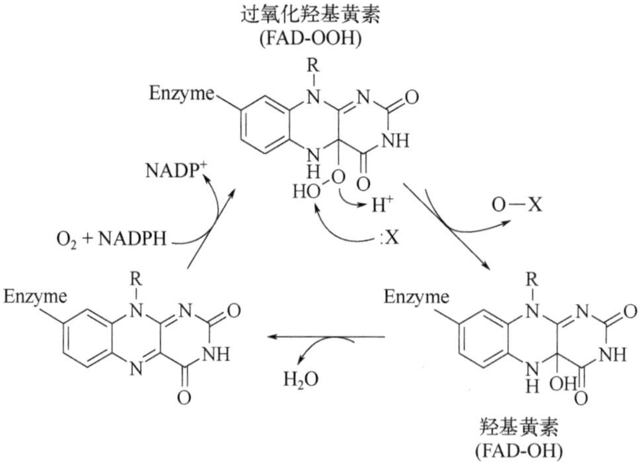

图 2.2　FMO 催化反应机制（X=N、S、P 和 Se）

FMO：含黄素单加氧酶

FMO 反应循环的步骤：

（1）在静息状态下，酶以过氧化羟基黄素的形式存在（FAD-OOH；为稳定形式）。FAD-OOH 激活的中间体被认为是"上好枪膛的代谢枪"，因其已准备好与合适的底物进行反应。

（2）亲核底物攻击 FAD-OOH 的远端氧并结合形成含氧产物和 4α-羟基黄素（FAD-OH）。

（3）代谢物释放，FAD-OH 丢失水分子形成 FAD。这一步被认为是 FMO 催化反应的限速步骤。

（4）FAD 从 NADPH 接收一个电子并被 O_2 氧化形成 FAD-OOH。该步骤将 FMO 正式恢复到其静止状态。

亚型（同工酶）：人体中已发现有五种功能性（FMO1 到 FMO5）和六种非功能性 FMO 亚型。FMO3 是人肝脏中的主要形式。FMO1 是许多其他动物中的主要形式，但在成人肝脏中不存在。FMO2 具有肺选择性。FMO4 和 FMO5 在药物代谢中作用很小。

- FMO1 的底物结合通道浅，因此，具有广谱的底物特异性。
- FMO3 的底物结合通道深（8～10Å），因此，与 FMO1 相比，其底物谱更窄。

动物模型中的物种和性别依赖性：临床前研究表明，FMO 表达存在明显的物种差异（Janmohamed et al.，2004）。

- 雌性小鼠 FMO3 和 FMO5 的表达非常高，被认为是最接近于成人肝脏中 FMO 的表达。
- 幼年雌性大鼠比雄性大鼠有更高的 FMO3 活性（5～10 倍）。
- 成年大鼠的 FMO3 和 FMO5 表达相对较低（与人类不同），且具有恒定的 FMO1 表达。

底物：丙咪嗪（imipramine）（FMO1）、环苯扎林（cyclobenzaprine）、氯丙嗪（chlorpromazine）和尼古丁（nicotine）(FMO3)。

抑制剂：甲巯咪唑（methimazole）（也可抑制 P450）和硫脲（thiourea）。目前还没有市售的 FMO 抑制性抗体，但用于蛋白质印迹（Western Blot）研究的抑制性抗体已可获得。

在人体中，三甲胺，一种来源于膳食（如，胆碱和肉碱）的具有恶臭的化学物质，能被 FMO3 代谢转化为无味的 N-氧化代谢物。FMO3 缺乏会导致三甲基胺尿症（"鱼味综合征"）。

FMO 在代谢中的作用通常被低估，是因为：

（1）P450 酶通常能产生与 FMO 相同的代谢物。

（2）氧化物（FMO 或 P450 代谢物）可以被还原成母药分子，这个过程被称为"逆向还原"（Cashman，2008）。

（3）在没有 NADPH 存在的情况下，FMO 是热不稳定的。因此，在 37℃条件下进行预孵育，FMO 会被灭活（图 2.3）。

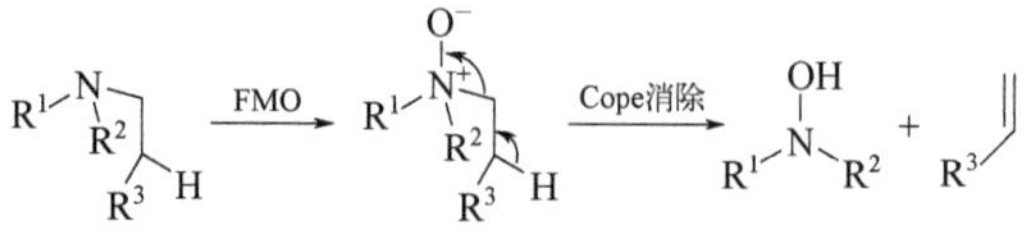

(a) Cope 消除

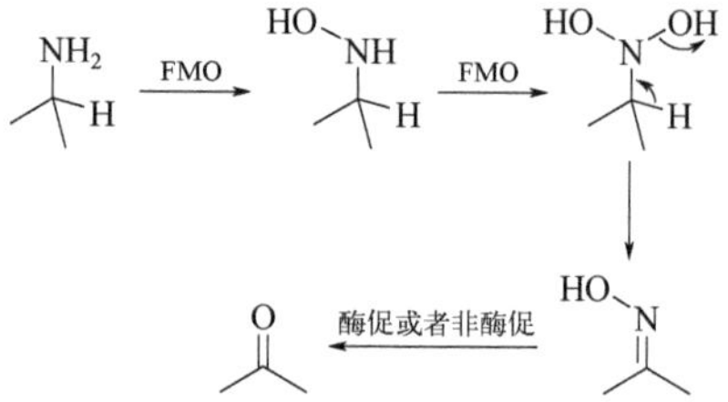

(b) 肟形成

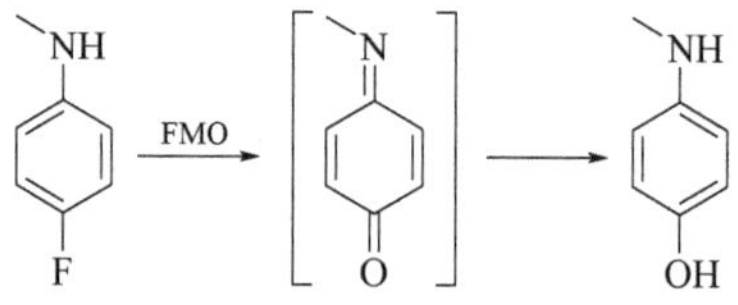

(c) 碳氧化

图 2.3　不常见的 FMO 反应示例：（a）一些 N-氧化物是不稳定的，尤其是 3°N-氧化物，导致发生 Cope 消除反应；（b）肟形成；（c）4-氟-N-甲基苯胺的碳中心氧化形成 4-羟基苯胺（Driscoll et al., 2010）

　　一些有用的化学物质：
- 二亚乙基胺四乙酸（DETAPAC）可用于最大程度地减少微粒体孵育过程中的自氧化。
- 间氯过氧苯甲酸（mCPBA）可用于合成氧化物。
- $TiCl_3$ 用于减少 FMO 介导的 S-和 N-氧化代谢物生成。

FMOs 与 P450 酶的比较：

两种酶都存在于肝微粒体（liver microsome，LM）中，并且产生活性都需要 O_2 和 NADPH 参与，不同点是：

（1）最佳 pH 值：FMO＞9，而 P450 酶为 7.4。

（2）大多数 FMOs 预孵育时，在没有 NADPH 存在下是热不稳定的。

FMO1、FMO3、FMO4 和 FMO5 是热不稳定的，但 FMO2 例外。

（3）化学抑制剂：甲巯咪唑抑制 FMO（除了 FMO5）和 P450 酶。ABT 以时间依赖的方式选择性灭活 P450 酶，但不抑制 FMO。

（4）FMO 的抑制性抗体不可获取，但 P450 的抑制性抗体可以获取。P450 抗体可用于区分反应过程是 FMO 依赖的还是 P450 依赖的。

（5）去污剂（如 TritonX-100）对 FMO 活性影响不大，但可抑制 P450 酶。

（6）重组酶可用于区分 FMO 和 P450 催化的反应。

（7）FMO 很少被诱导，但 P450 是可被诱导的。

2.4.3 单胺氧化酶（MAOs；EC 1.4.3.4）

细胞分布：线粒体外膜。

器官分布：在大多数组织中均有表达。

辅基：FAD。

总反应式：

（1）RCH_2NH_2（底物）$+ O_2 \longrightarrow RCH{=}NH + H_2O_2$

（2）$RCH{=}NH + H_2O \longrightarrow RCH{=}O + NH_3$

形成的醛通常会被其他酶进一步氧化成酸或还原成醇（见表 2.11）。

表 2.11　参与氧化和/或还原醇、醛、酮和羧酸的酶的汇总

底物	代谢物	酶（辅因子，细胞内分布）
醇（伯醇）	醛	ADH（NAD^+，细胞质）
醇（仲醇）	酮	ADH（NAD^+，细胞质） AKR [$NAD(P)^+$，细胞质]
醇（叔醇）		无
醛	醇（伯醇）	ADH（NAD^+，细胞质） ALR [$NAD(P)^+$，细胞质] AKR [$NAD(P)^+$，细胞质] ALDH [$NAD(P)^+$，细胞质、内质网、线粒体]
酮	醇（仲醇）	AKR [$NAD(P)^+$，细胞质] 羰基还原酶（NADPH，细胞质、内质网） 醛还原酶 [$NAD(P)^+$，细胞质]
醛	羧酸	ALDH
羧酸		无

注：ADH—醇脱氢酶；AKR—醛酮还原酶；ALDH—醛脱氢酶；NAD—烟酰胺腺嘌呤二核苷酸；NADPH—还原型烟酰胺腺嘌呤二核苷酸磷酸。

同工酶：MAO-A 和 MAO-B 具有 70%的序列同源性。

底物：生物胺；5-羟色胺（5-hydroxytryptamine，5-HT）（也称为血清素）和去甲肾上腺素（含儿茶酚）是 MAO-A 的底物，2-苯乙胺和苄胺（不含儿茶酚）是 MAO-B 的底物。

抑制剂：MAO-A 可被氯吉兰（clorgyline）抑制，MAO-B 可被司来吉兰 [selegiline，(R)-丙炔苯丙胺] 抑制，而两者都可被帕吉林（pargyline）抑制（图 2.4）。

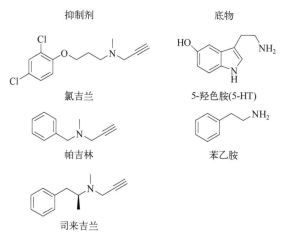

图 2.4　MAO-A 和 MAO-B 的底物和抑制剂

MAO：单胺氧化酶

Rogue Chemists 公司无意中合成了 1-甲基-4-苯基-1,2,3,6-四氢吡啶（MPTP）而不是预期的 MPPP（一种合成的阿片类药物）。MPTP 被证明是一种会导致永久性脑损伤和帕金森病的神经毒素。MPTP 的毒性机制是脑神经胶质细胞中的 MAO-B 可将 MPTP 转化为 MPP^+，MPP^+会杀死灰质中产生多巴胺的神经元细胞，因此会诱发帕金森病。

2.4.4　钼羟化酶（AOs、XOs/XDHs）

该类包括三组酶：醛氧化酶（AOs；EC 编号 1.2.3.1）、黄嘌呤氧化酶（XOs；EC 编号 1.2.3.2）以及黄嘌呤脱氢酶（XDHs；EC 编号 1.17.1.4）。XDHs 是 XOs 的脱氢酶形式，而 AOs 没有脱氢酶形式。

亚细胞分布：细胞质。

器官分布：AOs 在肝脏中表达最高，其次是肺、肾和小肠，而乳汁和脑中则不表达。

XOs 在药物代谢中的作用较小，其在肝脏中表达最高，其次是肺、肾和小肠，也存在于乳汁和泌乳腺中，但在脑中几乎没有表达。

反应式：$RH + H_2O \longrightarrow ROH + 2e^- + 2H^+$

氧原子的来源是水而不是 O_2。

活性位点：包含钼（Mo）、Fe-S 簇和 FAD。

AO 反应（图 2.5）：

（1）脂肪族和芳香族醛氧化生成羧酸 [如其名称醛氧化酶所提示；由 AO 介导的此类氧化反应在人体中仅占很小一部分，大多数情况下此类反应是由醛脱氢酶（ALDH）催化的]。

（2）氮相邻的缺电子 sp^2-杂化碳（如氮杂环化合物和亚胺离子）发生氧化反应。最近研究表明，该反应可通过确定中间体形成所需的能量来进行良好的预测（Torres et al.，2007）。

（3）噁唑和噻唑还原。

（4）N-氧化物还原为酰胺 [例如，N-氧化马钱子碱（brucine N-oxide）还原为马钱子碱（brucine）]。

（5）异羟肟酸还原为酰胺（例如，烟碱异羟肟酸还原为烟酰胺）。

（6）硝基化合物还原为 N-氧化物（例如，苯并硝唑还原为苯并硝唑羟胺）。

（7）S-氧化物还原为硫醇（例如，舒林酸亚砜还原为舒林酸硫化物）。

（8）环氧化物转化为烯烃（例如，苯并[a]芘氧化物转化为苯并[a]芘）。

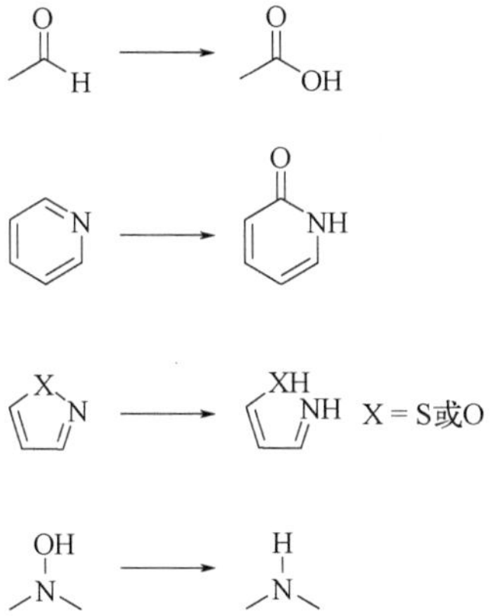

图 2.5 钼羟化酶（AOs）催化的各种反应

SGX523（一种 cMet 抑制剂）被 AOs 代谢为 2-喹啉酮代谢物，可在肾脏小管中结晶沉积，从而导致肾毒性（Diamond et al., 2010）。该代谢物只在人和猴中形成，而在犬中并不生成，其原因是犬体内没有活性 AOs。

同工酶：人只有一种 AO 同工酶，相对不稳定。啮齿类动物有四种 AO 同工酶，通常活性低，而犬中没有 AOs。一般来说，与 XOs 相比，AOs 具有更广谱的底物选择性，也表现出更明显的种属差异。雌性啮齿动物通常比雄性啮齿动物具有更高的 AO 活性。人 AOs 的活性位点是所有物种中最大的，因此具有更广的底物谱。

AO 底物：酞嗪（phthalazine）和别嘌呤醇（allopurinol）。

AO 抑制剂：甲萘醌（menadione）、异香草醛（isovanillin）、雷洛昔芬（raloxifene）、奋乃静（perphenazine）、甲硫哒嗪（thioridazine）和别嘌呤醇（allopurinol）（较高浓度）。通常，AO 底物在高浓度时可表现为抑制剂。

XO 底物：别嘌呤醇。

XO 抑制剂：叶酸（folic acid）、别嘌呤醇和别黄嘌呤（alloxanthine）。

钼（Mo）：
（1）每公斤人体含有约 0.07 mg 的钼。
（2）高水平的钼会干扰机体对铜的吸收，导致铜缺乏。钼可阻止血浆蛋白与铜结合，并增加铜从尿液中排出的量。
（3）在细菌中，钼固氮酶将 N_2 还原为氨的过程被称为固氮。

2.4.5　醇脱氢酶（ADHs；EC 1.1.1.1）

亚细胞分布：细胞质和血液。
器官分布：分布广泛，肝、胃和脑中表达最高。
辅因子：NAD^+（含锌）。
反应：醇氧化生成醛或酮。

对于醇氧化，伯醇优于仲醇，很可能是因为空间位阻的影响。在这种氧化机制中，氢化物（H^-）被转移到 NAD^+ 从而形成 NADH，为特异性亲 R-构型。

同工酶：高度多样化。人主要种类为 ADH1 到 ADH5。

ADH 是参与乙醇代谢的主要酶之一，并且可能对酒精中毒有保护作用。

2.4.6　醛脱氢酶（ALDHs；EC 1.2.1.3）

亚细胞分布：细胞质、内质网和线粒体。

器官分布：分布广泛，包括肝、肾和肌肉。

辅因子：NAD^+和$NADP^+$。

反应：氧化和还原被认为具有潜在毒性的醛（脂肪族和芳香族）；ALDHs还可以将醌还原为对苯二酚。

同工酶：已发现有 17 种人 ALDH 基因。ALDH1 位于细胞质，而 ALDH2（氧化乙醛）位于内质网中。

> ALDH 表达水平在肿瘤中会升高。ALDH3 是胞质肿瘤特异性的，参与到环磷酰胺、丝裂霉素和蒽环类药物转化成各自毒性/活性代谢物的过程中。

2.4.7　醛酮还原酶（AKRs）

醛酮还原酶（AKR）是含几种酶的超家族，可催化酮和醛还原为醇，以及醌的还原（Barski et al., 2008）。

亚细胞分布：细胞质。

器官分布：肝、乳腺和脑。

辅因子：NAD^+和$NADP^+$。

底物：典型的探针底物是甲萘醌（menadione）、甘油醛（glyceraldehyde）和对硝基苯甲醛（*p*-nitrobenzaldehyde）。内源性底物包括类固醇（雄烯二酮）、前列腺素和胆汁酸。

2.4.8　NADPH：醌还原酶（NQOs；EC 1.6.5.5）

亚细胞分布：细胞质。

器官分布：肝、脑和肠。在肿瘤中高表达。这些酶也是一些前药被激活所需的条件。

辅因子：NADH 和 NADPH 是 NQO1 的辅因子；*N*-核糖基二氢烟酰胺（NRH）是 NQO2 的辅因子。

反应：还原醌、硝基芳烃、*N*-氧化物和羟胺。

抑制剂：双香豆素（dicoumarol）和华法林（warfarin）。

2.4.9 水解酶

许多不同的酶都具有水解酶活性。例如，ALDH 显示出酯酶活性。在一些情况下，P450 酶也表现出明显的水解酶活性，尽管该类水解反应是通过酰胺或酯相邻的 α 氧化脱烃基而实现的。

总反应式：$R^1COXR^2 + H_2O \longrightarrow R^1COOH + HXR^2$

其中 X=O 或 NH。

反应：以下"催化三元组"对于反应很重要。

● 亲核残基（酯酶和酰胺酶的丝氨酸或半胱氨酸和环氧化物水解酶的天冬氨酸）攻击酯/硫酯底物并形成酰基酶中间体。

● 一分子水在组氨酸和谷氨酸/天冬氨酸配合下水解酰基酶，进而回收酶，并释放出水解产物羧酸。

从化学角度来看，缺电子底物（例如，与酰胺键相邻的吸电子基团）会使得其酰胺结构更不稳定，进而更易水解。

基于有机磷酸盐的分类：

A-酯酶（也称为对氧磷酶）能水解有机磷酸盐，例如对氧磷。这类酶的活性位点有一个对其功能活性至关重要的游离硫醇（来自半胱氨酸）。A-酯酶可被对氯汞基苯甲酸盐（p-chloromercurobenzoate）抑制。

B-酯酶可被有机磷酸盐类和氨基甲酸酯类杀虫剂抑制。这类酶包括羧酸酯酶和胆碱酯酶（乙酰胆碱酯酶和丁酰胆碱酯酶）。

C-酯酶包括不被有机磷酸盐抑制或不水解有机磷酸盐的酯酶。

2.4.9.1 羧酸酯酶（CEs；EC 3.1.1.1）

亚细胞分布：主要位于内质网、细胞质和溶酶体中，单核细胞和巨噬细胞中含量较少。

反应：酯和酰胺的水解。

同工酶：hCE1（180kDa；最适 pH 值为 6.5）和 hCE2（60kDa；最适 pH 值为 7.5～8）是人体中存在的两种 CE 同工酶。hCE1 主要在肝脏中表达，在肠、肾、肺、睾丸和心脏中表达量较少。hCE2 主要表达于肠道，在肝脏中较少表达。

底物：芳香族和脂肪族酯；hCE2 催化 CPT-11 生成 SN-38。

抑制剂：有机磷酸盐和 4-苄基哌啶-1-羧酸 4-硝基苯酯（4-benzyl-piperidine-1-carboxylic acid 4-nitrophenyl ester）。

一般来说，啮齿动物体内的 CEs 含量远远高于人类。

2.4.9.2 β-葡萄糖醛酸酶（EC 3.2.1.31）

细胞内分布：溶酶体、内质网腔[与尿苷二磷酸葡萄糖醛酸转移酶（UGT）同侧]以及肠道细菌中。

1,4-糖内酯在体外实验中通常用于抑制 β-葡萄糖醛酸酶的体外活性。Oleson 和 Court 认为加入该抑制剂并不能改善葡萄糖醛酸代谢产物的检测，在某些情况下，它会导致 UGT 抑制（Oleson and Court，2008）。

2.4.9.3 环氧化物水解酶（EHs；EC 3.3.2）

两类 EH 对外源物质的代谢来说很重要，分别是微粒体 EH（mEH；更倾向催化顺式环氧化物底物；最适 pH 值为 9）和可溶性 EH（sEH；更倾向催化反式环氧化物底物；最适 pH 值为 7.4）（Morisseau and Hammock，2005）。

器官分布：这两类环氧化物水解酶都存在于所有组织中，在肝脏中含量最高。

反应：将芳烃和烯烃环氧化物水解为极性二醇。

环氧化物的水解在解毒过程中起着关键作用[例如，多环芳香烃环氧衍生物苯并[*a*]芘 4,5-氧化物（benzo[*a*]pyrene 4,5-oxide）的水解]。

mEH 的底物：苯并[*a*]芘 4,5-氧化物、顺式二苯乙烯氧化物（*cis*-stilbene oxide）和氧化苯乙烯（styrene oxide）。

mEH 的抑制剂：1,1,1-三氯丙烯-2,3-氧化物、二价重金属（Hg^{2+} 和 Zn^{2+}）和环丙基环氧乙烷。

sEH 的底物：反式二苯乙烯氧化物（*trans*-stilbene oxide）。

sEH 抑制剂：查耳酮氧化物（chalcone oxides）、反式 3-苯基缩水甘油、Cd^{2+} 和 Cu^{2+}。

2.4.9.4 芳基酯酶/对氧磷酶（PONs；EC 3.1.1.2）

器官分布：PON1 在肝脏中合成，分泌到血浆中，并在脂质代谢中发挥重要作用（van Himbergen et al.，2006）；PON2 分布广泛；PON3 分布在肝、胃肠道、肾、肺和脑中。

底物：芳香酯苯乙酸酯（PON1）；*p*-硝基丁酸（PON3 > PON1 = PON2）、对氧磷（PON1）和芳香族内酯（Draganov et al.，2005）。

抑制剂：磺胺和 Hg^{2+}。

2.4.9.5 假胆碱酯酶/丁酰胆碱酯酶（BuChE；EC 3.1.1.8）

器官分布：分布广泛，血浆中浓度高。

底物：含有酯结构的碱性化合物，例如琥珀酰胆碱（succinylcholine）、米库氯铵（mivacurium）、普鲁卡因（procaine）和可卡因（cocaine）。

抑制剂：有机磷酸盐和毒扁豆碱。

BuChE 是第一个被广泛研究的具有基因多态性的酶。

2.5　Ⅱ相反应：代谢酶

2.5.1　尿苷二磷酸葡萄糖醛酸转移酶（UGTs；EC 2.4.1.17）

亚细胞分布：内质网腔侧。

器官分布：肝、肾、肠。

辅因子：尿苷二磷酸葡萄糖醛酸（uridine diphosphoglucuronic acid，UDPGA）。

总反应：见图 2.6。

同工酶、底物和抑制剂见表 2.12。

通常，葡萄糖醛酸苷被认为是最终的代谢产物。然而，其他代谢修饰也有报道，包括二葡萄糖醛酸结合物。吉非罗齐葡萄糖醛酸结合物（gemifibrozil glucuronide）是 CYP2C8 的强效抑制剂。

许多转运蛋白（主要是肝脏的，如 MRP3 和 MRP2）可转运葡萄糖醛酸结合物。

有时，尽管很少见，葡萄糖醛酸结合物也具有显著的药理学活性（如吗啡葡萄糖醛酸苷）。

葡萄糖醛酸苷代谢物的定量：

- 体外使用 ^{14}C-UDPGA 作为辅因子，然后进行 LC 分离和放射性检测。

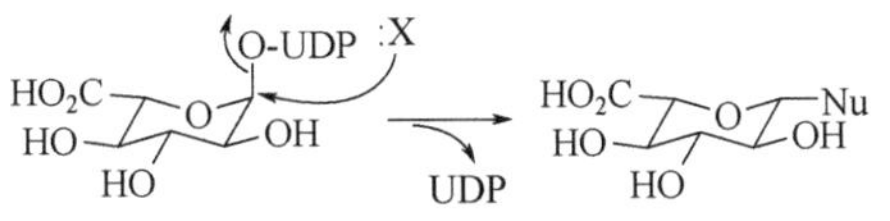

(a)

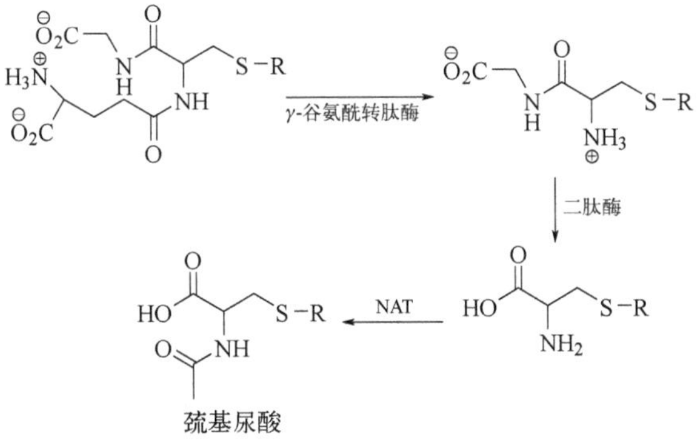

(b)

图 2.6　(a)葡萄糖醛酸结合物的生成机理。X 是分子上的亲核位点，例如氧原子（在醇、酚和羧酸中）、氮原子（在胺、氮杂环分子中）或碳原子（不常见，可见于活性碳，如苯基丁氮酮中活性碳）。(b) GSH 结合物分解为硫醚氨酸（或 N-乙酰半胱氨酸结合物）的机理
UDP：尿苷二磷酸；NAT：N-乙酰转移酶

表 2.12　UGT 的主要表达器官和酶底物及抑制剂（Uchaipichat et al.，2006）

UGT [a]	主要表达器官	底物	抑制剂
1A1（15%）	肝、肠	胆红素（bilirubin）、β-雌二醇（β-estradiol）、乙炔雌二醇（ethynylestradiol）、吗啡（morphine）、SN-38	阿扎那韦（atazanavir）
1A3	肝	胆汁酸（bile acids）、赛庚啶（cyproheptadine）、茜草素（alizarin）、猪去氧胆酸（hyodeoxycholic acid）	
1A4（20%）	肝	丙咪嗪（imipramine）、三氟拉嗪（trifluoperazine）	海柯吉宁（hecogenin）
1A5	肝、脑		
1A6	肝、脑	5-羟色胺（血清素）（seratonin）、萘酚（naphthol）	阿米替林（amitriptyline）、保泰松（phenylbutazone）
1A7	胃		保泰松（phenylbutazone）、苯磺唑酮（sulfinpyrizone）
1A8	肠		
1A9	肝、肾	丙泊酚（propofol）	雄酮（androsterone）、保泰松（phenylbutazone）、苯磺唑酮（sulfinpyrizone）
1A10	胃、肠		阿米替林（amitriptyline）

UGT	主要表达器官	底物	抑制剂
2B4	肝	异生素（xenobiotics）、胆汁酸（bile acids）、猪去氧胆酸（hyodeoxycholic acid）	
2B7（35%）	肝、肾、肠	AZT、吗啡（morphine）	阿米替林（amitriptyline）、雄酮（androsterone）
2B10	肝、前列腺、乳腺		
2B11	肝、肾、前列腺、肾上腺		
2B15	肝、前列腺	(S)-奥沙西泮[(S)-oxazepam]	阿米替林（amitriptyline）、奎尼丁（quinidine）、奎宁（quinine）
2B17	前列腺		阿米替林（amitriptyline）、奎尼丁（quinidine）、奎宁（quinine）

a 已上市药物经主要 UGT 酶代谢的百分比（Williams et al., 2004）。

AZT：3′-叠氮-3′-脱氧胸苷（3′-azido-3′-deoxythimidine）。

- 在 β-葡萄糖醛酸酶存在和不存在的情况下对母药进行定量分析（其中，存在 β-葡萄糖醛酸酶的情况下葡萄糖醛酸结合产物可被水解成母药），其差异即是生成的葡萄糖醛酸结合产物的量。

> 体外孵化的注意事项：
>
> 去污剂［Brij 58、芦布若尔（lubrol）和 Triton X-100］或丙甲菌素（alamethicin）提供了物质进入内质网腔的可能。
>
> - 丙甲菌素是一种成孔肽；孵育前应溶解在甲醇中并在冰上与微粒体（20～50μg/mg）混合 15～20min。
> - 去污剂能抑制 P450 的活性，由于许多代谢物是由 P450 和 UGT 酶催化生成的，因此，在体外孵育中，丙甲菌素比去污剂更为常用。

> 葡萄糖醛酸苷的稳定性：
> - 伯胺和仲胺的葡萄糖醛酸苷是酸不稳定的。
> - 酰基葡萄糖醛酸苷是碱不稳定的。

酰基葡萄糖醛酸苷：一些羧酸的葡萄糖醛酸结合物（即酰基葡萄糖醛酸苷）被认为是反应性亲电代谢物，其能够进行水解、分子内重排以及与蛋白质进行分子间反应从而导致共价的药物-蛋白质加合物的生成。许多酰基葡萄糖醛酸苷可导致免疫介导的特质性肝毒性。

2.5.2 谷胱甘肽 *S*-转移酶（GSTs；EC 2.5.1.18）

亚细胞分布：可溶性 GSTs 分为胞质型（七类）和线粒体型。微粒体 GSTs 又称为膜相关蛋白，催化类花生酸和谷胱甘肽的代谢。

辅因子：谷胱甘肽（glutathione，GSH）。

反应：GSH 结合到底物的亲电位点（见图 2.6）。GST 酶能将 GSH 定向到底物上对巯基（—SH）具有较强亲和力的位点。

GSH 结合物在胆汁中排泄，其分解产物［*N*-乙酰半胱氨酸（NAC）结合物或巯基尿酸］在尿液中排泄。在肝脏中，NAC 结合物由二肽酶催化生成。二肽酶将 GSH 结合物中的甘氨酸和谷氨酸水解成半胱氨酸结合物，而后被转运到胆汁或血液中。在肾脏中，*N*-乙酰转移酶（NAT）可使半胱氨酸的伯氨基乙酰化，进而形成 NAC 结合物。也是在肾脏中，β-裂解酶可裂解碳-硫键并生成游离硫醇。

抑制剂：依他尼酸。

L-丁硫氨酸-亚砜亚胺（L-buthionine-sulfoximine，BSO）和阿西维辛（acivicin）分别是 γ-谷氨酰半胱氨酸合成酶和 γ-谷氨酰转肽酶的抑制剂。

底物：1-氯-2,4-二硝基苯（1-chloro-2,4-dinitrobenzene，CDNB）和依他尼酸（ethacrynic acid）。

> 抑制 GST 被认为是肿瘤的一个重要治疗领域，因为 GST 在肿瘤中的过表达可以导致肿瘤耐药。

2.5.3 磺基转移酶（SULTs；EC 2.8.2）

亚细胞分布：细胞质。

器官分布：肝和小肠。

辅因子：3'-磷酸腺苷-5'-磷酸硫酸盐（3'-phosphoadenosine-5'-phospho-sulfate，PAPS）。

反应：转移磺酸基（SO_3^-）到醇、胺或羟胺底物上。

同工酶：SULT1A1（在肝中表达）可催化小分子量平面酚类化合物的结合反应，SULT1A3 催化儿茶酚胺类化合物的结合反应。

抑制剂：2,6-二氯-4-硝基苯酚（2,6-dichloro-4-nitrophenol，DCNP）。

底物：对乙酰氨基酚（acetaminophen）、米诺地尔（minoxidil）和他莫昔芬（tamoxifen）。

> SULTs 通常比 UGTs 对底物具有更高的亲和力，因此，SULTs 在较低底物浓度水平上即可被饱和。

2.5.4　N-乙酰转移酶（NATs；EC 2.3.1.87）

亚细胞分布：细胞质。

器官分布：人体中 NAT1 分布广泛，而 NAT2（具基因多态性）存在于肝和小肠中。

辅因子：乙酰辅酶 A（acetyl-CoA）。

反应：乙酰基从乙酰辅酶 A 转移到芳香胺或 N-羟胺。

底物：氨基芴（aminofluorene）和 4-氨基联苯（4-aminobiphenyl）为非选择性底物。磺胺二甲嘧啶（sulfamethazine）和异烟肼（isoniazide）是 NAT2 的选择性底物。

> NAT2 具有基因多态性，弱代谢者（poor metabolizers，PMs）可能具有较高的药物不良反应发生率和对特定肿瘤的易感性。

2.5.5　甲基转移酶

该类酶负责将甲基转移到酚醇［如苯酚 O-甲基转移酶（POMT）和儿茶酚-O-甲基转移酶（COMT）］、氮杂环氮原子（如 N-甲基转移酶）或游离硫醇（S-甲基转移酶）。

辅因子：S-腺苷甲硫氨酸（S-adenosyl methionine，SAM）。

2.5.5.1　儿茶酚-O-甲基转移酶（COMT；EC 2.1.1.6）

亚细胞分布：细胞质和内质网。

反应：转移甲基到儿茶酚类化合物。

抑制剂：托卡朋（tolcapone）和恩他卡朋（entacapone）。

2.5.6 催化氨基酸结合的酶

与其他酶催化机制不同，氨基酸结合涉及多种酶。羧酸通过存在于线粒体中的乙酰辅酶 A 合成酶（acetyl-CoA synthetase，EC 6.2.1.1）与乙酰辅酶 A 的结合而被活化，活化的羧酸下一步可与氨基酸如甘氨酸、谷氨酸和牛磺酸发生酶结合反应。

参考文献

Balani SK, Zhu T, Yang TJ et al (2002) Effective dosing regimen of 1-aminobenzotriazole for inhibition of antipyrine clearance in rats, dogs, and monkeys. Drug Metab Dispos 30:1059-1062

Barski OA, Tipparaju M, Bhatnagar A (2008) The aldo-keto reductase superfamily and its role in drug metabolism and detoxification. Drug Metab Rev 40(4):553-624

Benedetti MS, Whomsley R, Baltes E (2006) Involvement of enzymes other than CYPs in the oxidative metabolism of xenobiotics. Expert Opin Drug Metab Toxicol 2:895-921

Cashman JR (2008) Role of flavin-containing monooxygenase in drug development. Expert Opin Drug Metab Toxicol 4(12):1507-1521

Diamond S, Boer J, Maduskuie T et al (2010) Species-specific metabolism of SGX523 by aldehyde oxidase and the toxicological implications. Drug Metab Dispos 38:1277-1285

Draganov DI, Teiber JF, Speelman A et al (2005) Human paraoxonases (PON1, PON2, and PON3) are lactonases with overlapping and distinct substrate specificities. J Lipid Res 46:1239-1247

Driscoll JP, Aliagas I, Harries JJ, Halladay JS, Khatib-Shahidi S, Deese A, Segraves N, Khojasteh-Bakht SC (2010) Formation of a quinoneimine intermediate of 4-fluoro-N-methylaniline by FMO1: carbon oxidation plus defluorination Chem Res Tox 23(5):861-863

Janmohamed A, Hernandez D, Phillips IR, Shephand (2004) cell-, tissue, sex- and developmental stage-specific expression ofmous flavin-containing monooxygenases (Fmos) Biochem Pharmacol 68(1)73-83

Martignoni M, Groothuis GM, de Kanter R (2006) Species differences between mouse, rat, dog, monkey and human CYP-mediated drug metabolism, inhibition and induction. Expert Opin Drug Metab Toxicol 2:875-894

Mathew N, Muthuswami Kalyanasundaram M, Balaraman K (2006) Glutathione S-transferase (GST) inhibitors. Expert Opin Ther Pat 16: 431-444

Morisseau C, Hammock BD (2005) Epoxide hydrolases: mechanisms, inhibitor designs, and biological roles. Annu Rev Pharmacol Toxicol 45:311-333

Obach RS, Huynh P, Allen MC, Beedham C (2004) The human liver aldehyde oxidase: inhibition by 239 drugs. J Clin Pharmacol 44:7-19

Oleson L, Court MH (2008) Effect of the beta-glucuronidase inhibitor saccharolactone on glucuronidation by human tissue microsomes and recombinant UDP-glucuronosyltransferases. J Pharm Pharmacol 60:1175-1182

Paine MF (2006) The human intestinal cytochrome P450 "pie". Drug Metab Dispos 34:880-886

Redinbo MR, Bencharit S, Potter PM (2003) Human carboxylesterase 1: from drug metabolism to drug discovery. Biochem Soc Trans 31:620-624

Rendic S, Di Carlo FJ (1997) Human cytochrome P450 enzymes: a status report summarizing their reactions, substrates, inducers, and inhibitors. Drug Metab Rev 29(1-2):413-580

Rostami-Hodjegan A, Tucker GT (2007) Simulation and prediction of in vivo drug metabolism in human populations from in vitro data. Nat Rev Drug Discov 6(2):140-148

Torres RA, Korzekwa KR, McMasters DR et al (2007) Use of density functional calculations to predict the regioselectivity of drugs and molecules metabolized by aldehyde oxidase. J Med Chem 50:4642-4647

Uchaipichat V, Mackenzie PI, Elliot DJ et al (2006) Selectivity of substrate (trifluoperazine) and inhibitor (amitriptyline, androsterone, canrenoic acid, hecogenin, phenylbutazone, quinidine, quinine, and sulfinpyrazone) "probes" for human udp-glucuronosyltransferases. Drug Metab Dispos 34(3):449-456

Van Himbergen TM, van Tits LJH, Roest M et al (2006) The story of poN1: how an organophosphate-hydrolysing enzyme is becoming a player in cardiovascular medicine. Neth J Med 64(2):34-38

Vaz ADN, Pernecky SJ, RanerGMet al (1996) Peroxo-iron and oxenoid-iron species as alternative oxygenating agents in cytochrome P450-catalyzed reactions: switching by threonine-302 to alanine mutagenesis of cytochrome P450 2B4. Proc Natl Acad Sci USA 93:4644-4648

Williams RT (1959) Detoxication mechanisms: the metabolism and detoxification of drugs, toxic substances and other organic compounds. Wiley, New York

Williams JA, Hyland R, Jones BC et al (2004) Drug-drug interactions for UDP-glucuronosyltransferase substrates: a pharmacokinetic explanation for typically observed low exposure (AUCi/AUC) ratios. Drug Metab Dispos 32:1201-1208

Zhang J, Cashman JR (2006) Quantitiative analysis of FMO gene mRNA levels in human tissues. Drug Metab Dispos 34:19-26

Zientek M, Jiang Y, Youdim K et al (2010) In vitro-in vivo correlation for intrinsic clearance for drugs metabolized by human aldehyde oxidase. Drug Metab Dispos 38:1322-1327

扩展阅读

Ortiz de Montellano PR (ed) (2004) Cytochrome P450: structure, mechanism, and biochemistry, 3rd edn. Kluwer Academic/Plenum, New York

Parkinson A, Ogilivie BW (2007) Biotransformation of xenobiotics. In: Klaassen CD (ed) Casarett & Doull's toxicology: the basic science of poisons, 7th edn. McGraw-Hill, New York

Testa B, Kr€amer SD (2010) The biochemistry of drug metabolism: two volume set. Wiley-VCH, Weinheim, Germany

Uetrecht JP, Trager W (2007) Drug metabolism: chemical and enzymatic aspects. Informa Healthcare, New York

第 **3** 章

口服药物的吸收

概要

口服给药是最常见的给药途径,因此了解影响口服吸收的因素非常重要。药物经口服后,在进入体循环前需先溶解、透过肠膜并通过肝脏。本章对药物的口服吸收进行了概述,并阐释了首过代谢等概念。

3.1 缩略语及符号

BCS   生物药剂学分类系统
BDDCS   基于药物体内处置的生物药剂学分类系统
AUC_{PO} 口服给药的 AUC
AUC_{IV} 静脉给药的 AUC
E_g 肠抽提比
E_h 肝抽提比
F 生物利用度
F_a 药物的肠腔吸收率
F_g 未经肠道代谢的比率(译者注:亦可称为肠利用度)
F_h 未经肝脏代谢/消除的比率(译者注:亦可称为肝利用度)
MAD   最大可吸收剂量

3.2 基本概念

3.2.1 生物利用度和首过代谢

药物的口服生物利用度是衡量口服给药相对于静脉给药后药物进入体循环的程度。生物利用度用百分比表示。

生物利用度的计算方式如下:

$$F = \frac{\text{AUC}_{\text{PO}}/\text{口服给药剂量}}{\text{AUC}_{\text{IV}}/\text{静脉给药剂量}} \times 100 \qquad (3.1)$$

口服药物需要通过肠壁吸收，进入门静脉，通过肝脏，然后进入体循环（如图 3.1 所示）。

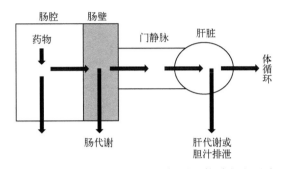

图 3.1　口服药物从肠腔进入体循环的过程和屏障

如图 3.1 所示，药物在通过肠壁或肝脏的过程中可能会发生代谢。进入体循环之前在肝脏和肠道发生的代谢称为首过代谢。生物利用度是肠吸收以及肠和肝脏首过代谢的函数，因此也可以通过以下关系来描述：

$$F = F_a \times F_g \times F_h \qquad (3.2)$$

式中，F_a 是药物的肠腔吸收率；F_g 是未经肠道代谢的比率（亦可称为肠利用度）；F_h 是未经肝脏代谢/消除的比率（亦可称为肝利用度）。

另一种表示生物利用度的方法是通过抽提比来计算：

$$F = F_a(1 - E_g)(1 - E_h) \qquad (3.3)$$

式中，E_g 是肠抽提比；E_h 是肝抽提比。

抽提比详见 1.4 节。

3.2.2　药物的溶出

溶出（dissolution）过程是固体制剂口服吸收的第一步。溶出度是影响口服吸收速度和程度的重要因素。化合物的溶出常用 Noyes-Whitney 方程［见式（3.4）］及其修饰形式表示。

$$\text{溶出速率} = \frac{\mathrm{d}X}{\mathrm{d}t} = \frac{AD}{h}\left(S - \frac{X_{\text{溶出}}}{V}\right) \qquad (3.4)$$

式中，X 是固体药物的量；$X_{溶出}$ 是溶出药物的量；A 是可溶出药物的表面积；D 是药物在溶出介质中的扩散系数；h 是扩散层的厚度；S 是药物在相关介质中的溶解度；V 是溶出介质的体积。

由该方程可知，影响药物溶出的主要因素为：

（1）药物在胃肠液中的溶解度。

（2）可溶出药物的表面积。

（3）已溶解药物浓度。

3.2.2.1 溶解度

药物的溶解度受多种物理化学和生理因素的影响。例如，药物的固态形式可影响其溶解度，结晶状态的化合物比无定形状态的化合物更难溶解。晶型（如多晶型、盐、溶剂化物）不同，溶解度也可能不同。pH 值和胆汁酸浓度等生理因素也会影响化合物的溶解度。许多碱性和酸性药物的溶解度通常表现出 pH 依赖性，因此在胃和肠道中的溶解度不同。食物摄入可通过影响胃 pH 值和增加胆汁酸浓度来影响药物的溶解度。

3.2.2.2 可溶出药物的表面积

溶出表面积与药物的颗粒大小和形状直接相关。溶出速率也可能受到诸如固体药物润湿性等因素的影响。为了减小固体药物的粒径和提高固体药物的溶出速率，通常对固体药物进行细粉化处理。

3.2.3 渗透

在口服吸收过程中，固体药物溶解后，下一步是渗透（permeation）通过肠壁。渗透速率用以下方程表示：

$$渗透速率 = \frac{\mathrm{d}X_{溶解}}{\mathrm{d}t} = P_{\mathrm{eff}} \times \mathrm{SA} \times \Delta C \tag{3.5}$$

式中，P_{eff} 是药物的肠膜有效渗透性（译者注：P_{eff} 即有效渗透系数）；SA 是参与药物吸收的肠壁表面积；ΔC 是穿过肠膜的浓度梯度。

3.2.3.1 渗透性

通常使用体外模型（如 Caco-2 细胞）或在体模型（如大鼠肠灌流模型）评估药物的渗透性，详细内容见第 4 章关于转运体的介绍。

3.2.3.2 表面积

药物的吸收主要发生在小肠。作为胃肠道的一部分，小肠因有众多的褶皱、绒毛和微绒毛，能为吸收提供最大的表面积。

3.2.3.3 浓度梯度

驱动肠渗透的浓度梯度取决于多种因素，比如溶出速率（控制药物在肠腔中的溶解量）和药物在肠液中的固有溶解度等。在多数情况下，血浆药物浓度远低于肠腔内溶解药物的浓度。因此，多数药物的渗透过程发生在"漏槽"条件（"sink" conditions）下，从而使得药物的溶出成为口服吸收的限速步骤之一（译者注：对于通常具有高渗透性和低溶出度的脂溶性药物来讲，溶出确实很可能是口服吸收的主要限速步骤；而对于通常具有低渗透性和高溶出度的水溶性药物来讲，反而吸收可能是主要的限速步骤）。

3.2.4 吸收不良的分类

吸收不良的化合物可分为三大类。

3.2.4.1 溶出速率限制型吸收

在溶出速率限制型吸收的情况下，渗透速率远高于溶出速率。药物的吸收量与剂量成正比，且粒径的减小可促进口服吸收。这是 BCS Ⅱ 类化合物的典型特征（BCS 分类的定义见 3.5 节）。

3.2.4.2 渗透速率限制型吸收

在渗透速率限制型吸收的情况下，溶出速率远高于渗透速率。药物的吸收量与剂量成正比，颗粒大小的变化不会影响药物的吸收量。这是 BCS Ⅲ 类化合物的典型特征。

3.2.4.3 溶解速率限制型吸收

在溶解速率限制型吸收的情况下，药物在肠液中的溶解是口服吸收的限速步骤。药物的吸收量与剂量不成正比且粒径的变化不会影响吸收量。BCS Ⅱ 类或Ⅳ类化合物可能表现出溶解速率限制型吸收的特征。

3.2.5　最大可吸收剂量

最大可吸收剂量（maximum absorbable dose，MAD）是一个很好的概念工具，用于预测候选药物评估中的口服吸收问题。计算方式如下：

$$MAD = k_a \times S \times V_{小肠} \times T \qquad (3.6)$$

式中，k_a 是以时间倒数为单位的吸收速率常数（min^{-1} 或 h^{-1}）；S 是药物在相关介质中的溶解度，单位用浓度单位表示（mg/mL）；$V_{小肠}$ 是小肠液的体积（mL）；T 是小肠转运时间（如 min 或 h，必须和 k_a 使用的基本时间单位相同）。

如果给药剂量大于 MAD，则可能导致吸收不完全。MAD 作为一种概念工具，可用于候选药物选择过程中化合物的排序。因为在确定 MAD 计算公式中的溶解度和肠道吸收速率常数时存在挑战，所以通过该公式预测药物的实际 MAD 是存在一定困难的。下一节列出了计算 MAD 时所需的大鼠、狗和人的小肠转运时间。

3.3　胃肠道 pH 值和转运时间

关注胃肠道（gastrointestinal，GI）pH 值和转运时间，有助于了解药物的口服吸收（表 3.1 和表 3.2）。许多药物的溶解度具有 pH 依赖性，因此了解 GI 各部分的 pH 值非常重要。此外，GI 转运时间等因素对于理解分子在肠道中的滞留时间以及计算 MAD 等参数也是至关重要的。

表 3.1　大鼠、犬和人的胃肠道 pH 值

种属	pH 值（空腹）		
	胃	小肠	结肠
大鼠	1.93～4.15	5.89～7.10	6.23～6.70
犬	1.80～3.00	6.20～7.3	6.45～6.75
人	1.1～1.7	6.00～7.5	5.00～6.80

注：数据源自 GastroPlus Software (Simulations Plus, Inc., Lancaster, CA), Lui et al. (1986)，以及 Chen et al. (2006)。

表 3.2　大鼠、犬和人的胃肠道转运时间

种属	转运时间/min		
	胃	小肠	全部胃肠道
大鼠	15	88～109	451～844
犬	15～96	109～110	770～844
人	15～78	198～238	1293～2350

注：数据源自 Davies and Morris (1993)和 GastroPlus Software (Simulations Plus, Inc., Lancaster, CA)。

3.4　食物对口服吸收的影响

食物对口服吸收的影响比较复杂，有时难以预测。以下列出了食物改变口服吸收的一些机制：

- 食物可以延迟胃排空，从而导致吸收延迟。
- 食物最初可以提高胃的 pH 值，随后由于胃酸分泌增加而导致 pH 值降低。pH 值的波动会影响溶解度具有 pH 依赖性的药物的口服吸收。
- 食物可以改变血流量（例如，内脏血流量）。
- 食物可增加胆汁分泌，从而有助于提高亲脂性化合物的溶解度。
- 食物成分可以和药物发生化学或物理相互作用。

五肽胃泌素（pentagastrin）预处理的犬已被用来评估食物对口服药物吸收的影响。一般，犬的胃 pH 值表现出很高的变异性，而五肽胃泌素处理有助于降低犬的基础胃 pH 值，并减少胃 pH 值的变异性。Lentz 等（2007）用 9 种已知人体食物效应倾向的化合物对该模型进行了验证。

当餐后不久即服用药物时，食物效应最大。高热量和高脂肪的食物更可能产生食物效应。

3.5　生物药剂学分类系统

生物药剂学分类系统（biopharmaceutics classification system，BCS）用于对药物进行分类，并有助于预测药物的生物利用度/生物等效性，其分类依据为药物的溶解度和渗透性。若速释制剂单次给药的最高剂量对应的原料药

在体积小于 250mL、pH 值范围为 1～7.5 的水中完全溶解，则为高溶解度药物。若药物具有完全肠道吸收（F_a>90%）或可在体外试验系统中快速通过肠道上皮细胞（译者注：在体外一般采用肠上皮细胞模拟实验系统），则为高渗透性药物。BCS 将所有药物分为四类，如表 3.3 所示。

表 3.3 生物药剂学分类系统

BCS Ⅰ类	BCS Ⅱ类
高溶解度	低溶解度
高渗透性	高渗透性
BCS Ⅲ类	BCS Ⅳ类
高溶解度	低溶解度
低渗透性	低渗透性

BCS Ⅰ类化合物（高溶解度和渗透性）不太可能出现生物利用度/生物等效性问题。因此，对于 BCS Ⅰ类药物，体外溶出度研究可以提供足够的信息来预测药物的体内特点，从而无需进行全面的体内生物利用度/生物等效性研究。对于 BCS Ⅱ类和Ⅲ类药物，由于预期剂型差异可导致口服暴露量差异，这两类药物不适用于生物等效豁免。而 BCS Ⅳ类化合物则因为同时具有溶解性差和渗透性差的问题，通常存在较大的开发困难。BCS Ⅰ～Ⅳ类药物示例列于表 3.4～表 3.7。

表 3.4 BCS Ⅰ类药物（高溶解度、高渗透性）

阿巴卡韦 （abacavir）	地西泮 （diazepam）	酮咯酸 （ketorolac）	苯巴比妥 (phenobarbital)
对乙酰氨基酚 （acetaminophen）	地尔硫䓬 （diltiazem）	酮洛芬 （ketoprofen）	苯丙氨酸 （phenylalanine）
阿昔洛韦 （acyclovir）	苯海拉明 （diphenhydramine）	拉贝洛尔 （labetalol）	泼尼松龙 （prednisolone）
阿米洛利 （amiloride）	丙吡胺 （disopyramide）	左旋多巴 （levodopa）	伯氨喹 （primaquine）
阿米替林 （amitriptyline）	多虑平 （doxepin）	左氧氟沙星 （levofloxacin）	丙嗪 （promazine）
安替比林 （antipyrine）	多西环素 （doxycycline）	利多卡因 （lidocaine）	普萘洛尔 （propranolol）
阿托品 （atropine）	依那普利 （enalapril）	洛美沙星 （lomefloxacin）	奎尼丁 （quinidine）
丁螺环酮 （buspirone）	麻黄碱 （ephedrine）	哌替啶 （meperidine）	罗格列酮 （rosiglitazone）

咖啡因 （caffeine）	麦角新碱 （ergonovine）	美托洛尔 （metoprolol）	水杨酸 （salicylic acid）
卡托普利 （captopril）	乙胺丁醇 （ethambutol）	甲硝唑 （metronidazole）	茶碱 （theophylline）
氯喹 （chloroquine）	炔雌醇 （ethinyl estradiol）	咪达唑仑 （midazolam）	丙戊酸 （valproic acid）
氯苯那敏 （chlorpheniramine）	氟西汀 （fluoxetine）	米诺环素 （minocycline）	维拉帕米 （verapamil）
环磷酰胺 （cyclophosphamide）	葡萄糖 （glucose）	米索前列醇 （misoprostol）	齐多夫定 （zidovudine）
地昔帕明 （desipramine）	丙咪嗪 （imipramine）	硝苯地平 （nifedipine）	

注：改编自 Wu and Benet (2005)。

表 3.5 BCS Ⅱ类药物（低溶解度、高渗透性）

胺碘酮 （amiodarone）	双氯芬酸 （diclofenac）	伊曲康唑 （itraconazole）	吡罗昔康 （piroxicam）
阿托伐他汀 （atorvastatin）	二氟尼柳 （diflunisal）	酮康唑 （ketoconazole）	雷洛昔芬 （raloxifene）
阿奇霉素 （azithromycin）	地高辛 （digoxin）	兰索拉唑 （lansoprazole）	利托那韦 （ritonavir）
卡马西平 （carbamazepine）	红霉素 （erythromycin）	洛伐他汀 （lovastatin）	沙奎那韦 （saquinavir）
卡韦地洛 （carvedilol）	氟比洛芬 （flurbiprofen）	甲苯咪唑 （mebendazole）	西罗莫司 （sirolimus）
氯丙嗪 （chlorpromazine）	格列吡嗪 （glipizide）	萘普生 （naproxen）	螺内酯 （spironolactone）
西沙比利 （cisapride）	格列苯脲 （glyburide）	奈非那韦 （nelfinavir）	他克莫司 （tacrolimus）
环丙沙星 （ciprofloxacin）	灰黄霉素 （griseofulvin）	氧氟沙星 （ofloxacin）	他林洛尔 （talinolol）
环孢霉素 （cyclosporine）	布洛芬 （ibuprofen）	奥沙普泰 （oxaprozin）	他莫昔芬 （tamoxifen）
达那唑 （danazol）	茚地那韦 （indinavir）	非那吡啶 （phenazopyridine）	特非那定 （terfenadine）
氨苯砜 （dapsone）	吲哚美辛 （indomethacin）	苯妥英 （phenytoin）	华法林 （warfarin）

注：改编自 Wu and Benet (2005)。

表 3.6 BCS Ⅲ类药物（高溶解度、低渗透性）

阿昔洛韦 （acyclovir）	环丙沙星 （ciprofloxacin）	二甲双胍 （metformin）
阿米洛利 （amiloride）	氯唑西林 （cloxacillin）	甲氨蝶呤 （methotrexate）
阿莫西林 （amoxicillin）	双氯西林 （dicloxacillin）	纳多洛尔 （nadolol）
阿替洛尔 （atenolol）	红霉素 （erythromycin）	普伐他汀 （pravastatin）
阿托品 （atropine）	法莫替丁 （famotidine）	青霉素类 （penicillins）
双膦酸盐 （bisphosphonates）	非索非那丁 （fexofenadine）	雷尼替丁 （ranitidine）
比地索胺 （bidisomide）	亚叶酸 （folinic acid）	四环素 （tetracycline）
卡托普利 （captopril）	呋塞米 （furosemide）	甲氧苄啶 （trimethoprim）
头孢唑林 （cefazolin）	更昔洛韦 （ganciclovir）	缬沙坦 （valsartan）
西替利嗪 （cetirizine）	氢氯噻嗪 （hydrochlorothiazide）	扎西他滨 （zalcitabine）
西咪替丁 （cimetidine）	赖诺普利 （lisinopril）	

注：改编自 Wu and Benet (2005)。

表 3.7 BCS Ⅳ类药物（低溶解度、低渗透性）

两性霉素 B （amphotericin B）	呋塞米 （furosemide）
氯酞酮 （chlorthalidone）	氢氯噻嗪 （hydrochlorothiazide）
氯噻嗪 （chlorothiazide）	甲苯咪唑 （mebendazole）
黏菌素 （colistin）	甲氨蝶呤 （methotrexate）
环丙沙星 （ciprofloxacin）	新霉素 （neomycin）

注：改编自 Wu and Benet (2005)。

基于药物体内处置的生物药剂学分类系统（Biopharmaceutics drug disposition classification system，BDDCS）

最近，Wu 和 Benet (2005) 提出了不同于 BCS 分类系统的药物分类，以主要消除途径而不是渗透性作为标准。BDDCS 的类别如下所示：

BDDCS Ⅰ类　　　　　　　　　　BDDCS Ⅱ类
　　高溶解度　　　　　　　　　　　　低溶解度
　　代谢程度高　　　　　　　　　　　代谢程度高

BDDCS Ⅲ类　　　　　　　　　　BDDCS Ⅳ类
　　高溶解度　　　　　　　　　　　　低溶解度
　　代谢程度低　　　　　　　　　　　代谢程度低

Wu 和 Benet（2005）提出，根据代谢程度确定 BDDCS 分类比使用渗透性（即吸收程度）确定 BCS 分类更简单明了。此外，他们提出 BDDCS 可促进预测并扩大符合豁免体内生物等效性研究的 Ⅰ类药物的数量。

参考文献

Chen JZ, Xie M, Bao L et al (2006) Characterization of rat stomach pH following famotidine and pentagastrin pre-treatment. AAPS J 8(S2): Abstract T2301

Davies B, Morris T (1993) Physiological parameters in laboratory animals and humans. Pharm Res 10: 1093-1095

Lentz KA, Quitko M, Morgan DG et al (2007) Development and validation of a preclinical food effect model. J Pharm Sci 96: 459-472

Lui CY, Amidon GL, Berardi RR et al (1986) Comparison of gastrointestinal pH in dogs and humans: implicaons on the use of the beagle dog as a model for oral absorption in humans. J Pharm Sci 75: 271-274

Rowland M, Tozer TN (2011) Clinical pharmacokinetics and pharmacodynamics: concepts and applications. Wolters Kluwer/Lippincott Williams & Wilkins, Baltimore, MD

Wu CY, Benet LZ (2005) Predicting drug disposition via application of BCS: transport/absorption/elimination interplay and development of a biopharmaceutics drug disposition classification system. Pharm Res 22: 11-23

扩展阅读

Amidon GL, Lennernas H, Shah VP et al (1995) A theoretical basis for a biopharmaceutical drug classification: the correlation of in vitro drug product dissolution and in vivo bioavailability. Pharm Res 12: 413-420

Ehrhardt C, Kim KJ (2008) Drug absorption studies: in situ, in vitro and in silico models. Springer Science and Business Media, LLC, New York, NY

Gu C-H, Li H, Levons J et al (2007) Predicting effect of food on extent of drug absorption based on physicoche-cal properties. Pharm Res 24: 1118-1130

Horter D, Dressman JB (2001) Influence of physicochemical properties on dissolution of drugs in the gastrointestinal tract. Adv Drug Deliv Rev 46: 75-87

Sugano K, Okazaki A, Sugimoto S et al (2007) Solubility and dissolution profile in drug discovery. Drug Metab Pharmacokinet 22: 225-254

第 **4** 章

转 运 体

概要

转运体是一种膜蛋白，在内源性和外源性物质跨细胞膜进出细胞中发挥作用。对转运体在药物处置中的研究是一门不断发展的科学，在过去 15～20 年中已取得了巨大的进步。但严格来说，转运体领域的研究发展，远不如已知的影响药物处置的常见酶，如细胞色素 P450。本章整理了有关转运体家族、分布以及已知底物和抑制剂的基本信息。

4.1 缩略语

ABC	ATP 结合盒
ABST	回肠顶端钠/胆汁酸协同转运体
BCRP	乳腺癌耐药蛋白
BSEP	胆酸盐外排泵
MATE	多药及毒素外排蛋白
MCT	单羧酸转运体
MRP	多药耐药相关蛋白
NTCP	钠-牛磺胆酸共转运多肽
OAT	有机阴离子转运体
OATP	有机阴离子转运多肽
OCT	有机阳离子转运体
OCTN	有机阳离子/肉碱转运体
OSTa-OSTb	异聚有机溶质转运体
PEPT	肽转运体
P-gp	P-糖蛋白
SLC	溶质载体转运体
URAT1	尿酸盐转运体 1

4.2 基本概念

4.2.1 顶侧

顶侧（apical）膜或管腔膜是面向管腔的膜表面。

4.2.2 基底外侧

基底外侧（basolateral）膜是形成基底和侧面并背向管腔的膜表面。

4.2.3 小管

小管（canalicular）膜是面向胆管的肝细胞膜表面，为肝细胞的顶侧膜。

4.2.4 肝窦

肝窦（sinusoidal）膜是面向肝窦的肝细胞膜表面，为肝细胞的基底外侧膜。

4.2.5 摄取和外排转运体

摄取转运体（influx transporters）是指将底物摄入细胞的转运体，而外排转运体（efflux transporters）是指将底物泵出细胞的转运体。例如，P-糖蛋白（P-gp、MDR1、ABCB1）是最常见的外排转运体，有机阴离子转运多肽（OATP）是典型的摄取转运体。

4.2.6 吸收和分泌转运体

吸收转运体（absorptive transporters）是将底物转移到全身血液循环中的转运体。相反，分泌转运体（secretory transporters）是指将底物从全身血液循环转移到肠腔、胆汁或尿液中的转运体。

4.2.7 ABC 转运体和 SLC 转运体

药物转运体主要分为 ATP 结合盒（ATP-binding cassette，ABC）转运体和溶质载体（solute carrier，SLC）转运体两大类。ABC 转运体家族跨膜转运底物时需要 ATP 水解，因此是初级主动转运体。较为常见的 ABC 转运体包括 P-gp、多药耐药相关蛋白（multidrug resistance-associated protein，MRP）和乳腺癌耐药蛋白（breast cancer resistance protein，BCRP）。与 ABC 转运体相对，SLC 转运体没有 ATP 结合位点，主要利用底物中的电化学电位差（如协助转运蛋白）或由初级主动转运体和转运底物对抗电化学梯度产生的跨膜离子梯度（即次级主动转运体）。SLC 转运蛋白包括 OATPs、有机阴离子转运体（organic anion transporters，OAT）、有机阳离子转运体（organic cation transporters，OCT）等。已知的药物转运体大多为 SLC 转运体。

以下简要介绍几种 ABC 转运体。

4.2.7.1 P-糖蛋白（P-gp、MDR1、ABCB1）

P-gp 参与细胞外源性物质的 ATP 依赖性外排，可能是所有转运体中最为被充分研究和表征的一种。P-gp 最初是因为可导致肿瘤对抗癌药产生耐药性而被发现。P-gp 在肠、肾、肝和脑均有表达，在限制某些药物通过血-脑屏障、肠道吸收以及胆汁和尿液的排泄中均发挥作用。地高辛是最经典的 P-gp 底物。

4.2.7.2 乳腺癌耐药蛋白（BCRP、MXR）

BCRP 是一种半 ABC 转运体［译者注：典型的 ABC 转运体在结构上有两个核苷结合域（NBD）和两个跨膜结合域（TMD）；而 BCRP 仅有一个 NBD 和一个 TMD］，在胃肠道、肝、肾、脑、乳腺组织、睾丸和胎盘中表达。与 P-gp 类似，BCRP 最初因为可导致体外肿瘤细胞对抗肿瘤药产生耐药性而被发现。BCRP 在限制某些药物的口服吸收以及特定底物通过血-脑屏障、血-睾丸屏障和血-胎盘屏障中发挥作用。

以下是对几种 SLC 转运体的简要介绍。

4.2.7.3 有机阳离子转运体（OCT）和有机阴离子转运体（OAT）

OCT 和 OAT 存在于肾脏中，分别在将阳离子和阴离子（外源性或内源性）

排泄到尿液的过程中发挥作用。它们也可见于其他组织，如肝细胞（主要作为摄取转运体发挥作用）和肠上皮（OCT1）。

4.2.7.4　有机阴离子转运多肽（OATPs）

OATPs 参与多种两亲性有机化合物（包括胆汁酸、甲状腺激素和类固醇结合物以及许多外源性物质）的非钠离子依赖性转运。OATPs 分布在肝、肠、肾和血-脑屏障。这种转运体可介导具有临床意义的药物相互作用（也就是，可以导致最具显著意义的药物相互作用）。

4.2.8　人类和啮齿动物转运体命名规则

一般而言，人类基因和蛋白质都用大写字母来表示，而啮齿类动物基因和蛋白质以首字母大写和其余字母小写来表示。例如，*SLCO* 和 OATP 是OATPs 的人类基因和蛋白质，而啮齿类动物中 OATP 的类似基因和蛋白质分别命名为 *Slco* 和 Oatp。

4.2.9　渗透性和外排比

通常采用基于细胞培养的模型，如 Caco-2 细胞（异质性人上皮结直肠腺癌细胞的连续细胞系）或 MDCK 细胞（Madin-Darby 犬肾细胞）来测定渗透性。在一些针对特定转运体的研究中，也常采用过表达目标转运体的 MDCK细胞来考察其作用，如 MDR1-MDCK（P-gp 过表达细胞）和 MRP2-MDCK Ⅱ细胞（MRP2 过表达细胞）。

首先，简单来说，细胞在渗透实验装置（transwell）的可穿透性培养小室（insert）中生长至融合状态。然后，根据渗透性考察的转运方向（从顶侧到基底外侧，或从基底外侧到顶侧），将化合物加至细胞单层的顶侧或者基底外侧。渗透性计算如下：

$$P_{app} = \frac{dR}{dt} \times \frac{1}{A \times C_{给药初}} \tag{4.1}$$

式中，P_{app} 是表观渗透系数；dR/dt 是化合物转运至接收侧的速率（如果化合物加至顶侧，则基底外侧为接收侧）；A 是细胞培养小室的底部面积；$C_{给药初}$ 是零时间点时给药侧的初始浓度。

通过体外系统也可测定外排比（ER），定义如下：

$$ER = \frac{P_{app}(BA)}{P_{app}(AB)} \tag{4.2}$$

式中，P_{app}（BA）是体外渗透性实验中从基底外侧到顶侧的表观渗透系数；P_{app}（AB）是体外渗透性实验中从顶侧到基底外侧的表观渗透系数。

ER>1 表示 P_{app}（BA）>P_{app}（AB）。实际来说，ER≥3 提示存在外排作用。ER 也可能因所用细胞系统不同而异。例如，在 Caco-2 细胞实验中，化合物的 ER 约为 1，但在 MDR1-MDCK 实验中 ER 则可能>3。这种 MDR1-MDCK 细胞实验中 ER 较高的情况可能与 MDR1-MDCK 细胞中 MDR1（P-gp）过表达的程度有关。

4.3 转运体研究方法

4.3.1 体外

ATP 酶测定法：间接测量目标转运体活性的膜分析。ABC 转运体的底物转运需要 ATP 水解，ATP 水解可释放无机磷酸盐，从而可用简单的比色法测定。

膜囊泡法：外翻转膜囊泡已被用于转运体研究。用于制备膜囊泡的细胞系包括药物选择细胞、转染细胞和杆状病毒感染的昆虫细胞。此类方法已被用于研究 ABC 转运体的活性。由于膜是外翻的，测定转运体活性时采用的是摄取法而不是外排法。该体系可用于详细研究药物的转运体动力学。

细胞系法：采用极化的细胞系，化合物从顶侧到基底外侧以及从基底外侧到顶侧的转运可被测定，因而常被用来研究化合物的渗透性。用于此类研究的细胞系包括 Caco-2（人上皮结直肠腺癌细胞）和 MDCK（Madin-Darby 犬肾细胞）细胞。Caco-2 细胞中转运体的表达情况与小肠具有可比性。相反，MDCK 细胞中转运体的内源性表达较低。此外，由于 MDCK 细胞源于犬，表达的转运体具有犬源性。

转染细胞系法：转染细胞系含有稳定或瞬时表达的重组转运蛋白。转染可以是单一表达或双重表达，可以包括外排和/或摄取转运体。用于转染的细胞系包括 MDCK、LLC-PK1、HEK 293 或 CHO 细胞。例如，较为常见的 MDR1 转染的 MDCK 细胞，可用于研究 P-gp。

原代细胞法：在某些情况下，原代细胞可以从完整的组织中分离出来，并包含相关组织中存在的全部转运体。原代细胞须迅速适应培养条件，但其转运体表达可能发生变化。例如，脑微血管内皮细胞体系就是一种原代细胞实验体系。在采用原代细胞研究转运体前，必须了解原代细胞在培养介质中的特性。

"三明治"培养肝细胞法：肝细胞"三明治"培养实验中，在两层凝胶胶原之间培养肝细胞。在这种结构下培养的肝细胞能够形成胆小管，并在肝窦和小管膜上表达完整的肝脏转运体，因此已被用于研究药物的胆汁清除。

4.3.2　体内

基因敲除动物模型和自发性转运体缺陷动物模型是研究转运体在体内作用的有用工具。一个例子是，使用 *Mdr 1a*$^{-/-}$ 小鼠来证明 P-gp 在限制药物的脑暴露量中的作用。尽管使用体内系统研究转运体具有优势，但也仍存在局限性。在基因敲除动物中，非目标研究的其他转运体和酶的表达可能会发生改变。此外，转运体的表达水平在动物和人类之间可能存在种属差异。因此，在分析基因敲除动物的研究结果时，需要考虑这些因素。

纳入转运体作用的生理药代动力学模型目前仍处于起步阶段。虽然已有所需的理论支持，但关于转运体在人体内各种组织中的表达以及对不同底物的最大转运能力，尚无足够可获取的信息。

4.4　转运体分布

转运体在全身的多种细胞中表达。图4.1～图4.4分别是肠上皮细胞、肝细胞、肾近端小管细胞和脑毛细血管内皮细胞中的转运体分布。表4.1和表4.2总结了一些特定 ABC 和 SLC 转运体的分布信息。

4.4.1 肠

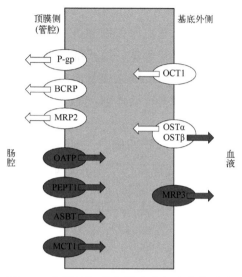

图 4.1　主要转运体在肠上皮细胞上的分布
（改编自 The International Transporter Consortium, 2010）

4.4.2 肝脏

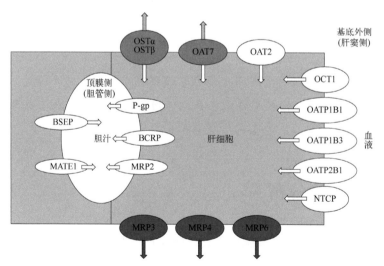

图 4.2　主要转运体在肝细胞上的分布
（改编自 The International Transporter Consortium, 2010）

4.4.3 肾

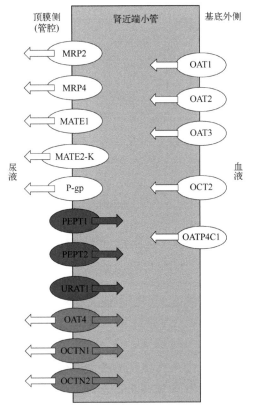

图 4.3 主要转运体在肾近端小管细胞上的分布

（改编自 The International Transporter Consortium, 2010）

表 4.1 主要 ABC 转运体的分布

转运体（别名）	基因	分布（器官/细胞）
MDR1 (P-gp, ABCB1)	*ABCB1*	肠细胞、肾近端小管、肝细胞（小管）、脑内皮细胞
MDR3 (ABCB4)	*ABCB4*	肝细胞（小管）
BCRP (MXR)	*ABCG2*	肠细胞、肝细胞（小管）、肾近端小管、脑内皮、胎盘、干细胞、乳腺（哺乳期）
MRP2 (ABCC2, cMOAT)	*ABCC2*	肝细胞（小管）、肾（近端小管、管腔）、肠细胞（管腔）
MRP3 (ABCC3)	*ABCC3*	肝细胞（肝窦）、肠细胞（基底侧）
MRP4 (ABCC4)	*ABCC4*	肾近端小管（管腔）、脉络丛、肝细胞（肝窦）、血小板
BSEP (SPGP,cBAT, ABCB11)	*ABCB11*	肝细胞（小管）

注：数据来自 The International Transporter Consortium (2010)。

4.4.4 血脑屏障

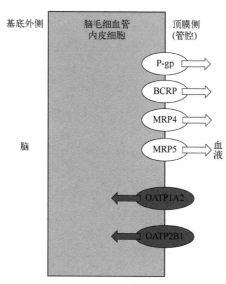

图 4.4　主要转运体在脑毛细血管内皮细胞上的分布
（改编自 The International Transporter Consortium, 2010）

　　血脑屏障的一个独特之处在于，脑毛细血管内皮细胞的基底外侧是脑组织而非血液。在肠、肝和肾细胞中，基底外侧均为血液。

表 4.2　主要 SLC 转运体的分布

转运体（别名）	基因	分布（器官/细胞）
OATP1A2 (OATP-A)	*SLCO1A2*	脑毛细血管内皮、胆管细胞、远端肾单位
OATP1B1 (OATP-C, OATP2, LST-1)	*SLCO1B1*	肝细胞（肝窦）
OATP1B3 (OATP-8)	*SLCO1B3*	肝细胞（肝窦）
OATP2B1 (OATP-B)	*SLCO2B1*	肝细胞（肝窦）、内皮细胞
OAT1	*SLC22A6*	肾近端小管、胎盘
OAT3	*SLC22A8*	肾近端小管、脉络丛、血脑屏障
OCT1	*SLC22A1*	肝细胞（肝窦）、肠细胞
OCT2	*SLC22A2*	肾近端小管、神经元
PEPT1	*SLC15A1*	肠细胞、肾近端小管

转运体（别名）	基因	分布（器官/细胞）
PEPT2	*SLC15A2*	肾近端小管、脉络丛、肺
MATE1	*SLC47A1*	肾近端小管、肝（小管膜）、骨骼肌
MATE2-K	*SLC47A2*	肾近端小管

注：数据来自 The International Transporter Consortium (2010)。

4.5 底物和抑制剂

通常而言，转运体的底物和抑制剂的选择性低于 P450 酶的底物和抑制剂。表 4.3 和表 4.4 总结了主要 ABC 和 SLC 转运体的已知底物和抑制剂。

表 4.3 主要 ABC 转运体的底物和抑制剂

转运体（别名）	基因	底物	抑制剂
MDR1 (P-gp, ABCB1)	*ABCB1*	地高辛（digoxin）， 洛哌丁胺（loperamide）， 小檗碱（berberine）， 伊立替康（irinotecan）， 阿霉素（doxorubicin）， 长春碱（vinblastine）， 紫杉醇（paclitaxel）， 非索非那定（fexofenadine）	环孢素（cyclosporine）， 奎尼丁（quinidine）， 塔里奎达（tariquidar）， 维拉帕米（verapamil）
MDR3 (ABCB4)	*ABCB4*	磷脂酰胆碱（phosphatidylcholine）， 紫杉醇（paclitaxel）， 地高辛（digoxin）， 长春碱（vinblastine）	维拉帕米（verapamil）， 环孢素（cyclosporine）
BCRP (MXR)	*ABCG2*	米托蒽醌（mitoxantrone）， 甲氨蝶呤（methotrexate）， 拓扑替康（topotecan）， 伊马替尼（imatinib）， 伊立替康（irinotecan）， 他汀类药物（statins）， 硫酸结合物（sulfate conjugates）， 卟啉（porphyrins）	雌酮（oestrone）， 17β-雌二醇（17β-oestradiol）， 烟曲霉毒素 C（fumitremorgin C）
MRP2 (ABCC2, cMOAT)	*ABCC2*	谷胱甘肽和葡萄糖醛酸结合物（glutathione and glucuronide conjugates）， 甲氨蝶呤（methotrexate）， 依托泊苷（etoposide）， 米托蒽醌（mitoxantrone）， 缬沙坦（valsartan）， 奥美沙坦（olmesartan）， SN-38 的葡萄糖醛酸结合物（glucuronidated SN-38）	环孢素（cyclosporine）， 地拉韦啶（delaviridine）， 依法韦仑（efavirenz）， 恩曲他滨（emtricitabine）

转运体（别名）	基因	底物	抑制剂
MRP3 （ABCC3）	*ABCC3*	雌二醇-17*β*-葡萄糖醛酸（oestradiol-17*β*-glucuronide），甲氨蝶呤（methotrexate），非索非那定（fexofenadine），葡萄糖醛酸结合物（glucuronate conjugates）	地拉韦啶（delaviridine），依法韦仑（efavirenz），恩曲他滨（emtricitabine）
MRP4 (ABCC4)	*ABCC4*	阿德福韦（adefovir），替诺福韦（tenofovir），环磷酸腺苷酸（cyclic AMP），硫酸脱氢表雄酮（dehydroepiandrosterone sulfate），甲氨蝶呤（methotrexate），拓扑替康（topotecan），呋塞米（furosemide），环磷酸鸟苷（cyclic GMP），胆汁酸和谷胱甘肽（bile acids plus glutathione）	塞来昔布（celecoxib），双氯芬酸（diclofenac）
BSEP (SPGP, cBAT,ABCB11)	*ABCB11*	牛磺胆酸（taurocholic acid），普伐他汀（pravastatin），胆汁酸（bile acids）	环孢菌素 A（cyclosporin A），利福平（rifampicin），格列本脲（glibenclamide）

注：数据来自 The International Transporter Consortium (2010)。

表 4.4　主要 SLC 转运体的底物和抑制剂

转运体（别名）	基因	底物	抑制剂
OATP1A2 (OATP-A)	*SLCO1A2*	雌酮-3-硫酸盐（oestrone-3-sulfate），硫酸脱氢表雄酮（dehydroepiandrosterone sulfate），非索非那定（fexofenadine），胆汁盐（bile salts），甲氨蝶呤（methotrexate），溴磺酚酞（bromosulphophthalein），G 毒毛旋花苷（ouabain），地高辛（digoxin），左氧氟沙星（levofloxacin），他汀类药物（statins）	柚皮苷（naringin），利托那韦（ritonavir），洛匹那韦（lopinavir），沙奎那韦（saquinavir），利福平（rifampicin）
OATP1B1 (OATP-C,OATP2, LST-1)	*SLCO1B1*	溴磺酚酞（bromosulphophthalein），雌酮-3-硫酸盐（oestrone-3-sulfate），雌二醇-17*β*-葡萄糖醛酸（oestradiol-17*β*-glucuronide），他汀类药物（statins），瑞格列奈（repaglinide），缬沙坦（valsartan），奥美沙坦（olmesartan），胆红素葡萄糖醛酸结合物（bilirubin glucuronide），胆红素（bilirubin），胆汁酸（bile acids）	沙奎那韦（saquinavir），利托那韦（ritonavir），洛匹那韦（lopinavir），利福平（rifampicin），环孢素（cyclosporine）

转运体（别名）	基因	底物	抑制剂
OATP1B3 （OATP-8）	*SLCO1B3*	溴磺酚酞（bromosulphophthalein）， 胆囊收缩素 8（cholecystokinin 8）， 他汀类药物（statins）， 地高辛（digoxin）， 非索非那定（fexofenadine）， 替米沙坦葡萄糖醛酸结合物（telmisartan glucuronide）， 替米沙坦（telmisartan）， 缬沙坦（valsartan）， 奥美沙坦（olmesartan）， 雌二醇-17β-葡萄糖醛酸（oestradiol-17β-glucuronide）， 胆汁酸（bile acids）	利福平（rifampicin）， 环孢素（cyclosporine）， 利托那韦（ritonavir）， 洛匹那韦（lopinavir）
OATP2B1 （OATP-B）	*SLCO2B1*	雌酮-3-硫酸盐（oestrone-3-sulfate）， 溴磺酚酞（bromosulphophthalein）， 牛磺胆酸盐（taurocholate）， 他汀类药物（statins）， 非索非那定（fexofenadine）， 格列本脲（glibenclamide）	利福平（rifampicin）， 环孢素（cyclosporine）
OAT1	*SLC22A6*	对氨基马尿酸盐（*para*-aminohippurate）， 阿德福韦（adefovir）， 西多福韦（cidofovir）， 齐多夫定（zidovudine）， 拉米夫定（lamivudine）， 扎西他滨（zalcitabine）， 阿昔洛韦（acyclovir）， 替诺福韦（tenofovir）， 环丙沙星（ciprofloxacin）， 甲氨蝶呤（methotrexate）	丙磺舒（probenecid）， 新生霉素（novobiocin）
OAT3	*SLC22A8*	雌酮-3-硫酸盐（oestrone-3-sulfate）， 非甾体抗炎药（nonsteroidal antiinflammatory drugs）， 头孢克洛（cefaclor）， 头孢唑肟（ceftizoxime）， 呋塞米（furosemide）， 布美他尼（bumetanide）	丙磺舒（probenecid）， 新生霉素（novobiocin）
OCT1	*SLC22A1*	四乙基铵（tetraethylammonium）， *N*-甲基吡啶鎓（*N*-methylpyridinium）， 二甲双胍（metformin）， 奥沙利铂（oxaliplatin）	奎宁（quinine）， 奎尼丁（quinidine）， 丙吡胺（disopyramide）
OCT2	*SLC22A2*	*N*-甲基吡啶鎓（*N*-methylpyridinium）， 四乙基铵（tetraethylammonium）， 二甲双胍（metformin）， 吲哚洛尔（pindolol）， 普鲁卡因胺（procainamide）， 雷尼替丁（ranitidine）， 金刚烷胺（amantadine）， 阿米洛利（amiloride）， 奥沙利铂（oxaliplatin）， 伐尼克兰（varenicline）	西咪替丁（cimetidine）， 吡西卡尼（pilsicainide）， 西替利嗪（cetirizine）， 睾酮（testosterone）， 奎尼丁（quinidine）

转运体（别名）	基因	底物	抑制剂
PEPT1	SLC15A1	甘氨酰肌氨酸（glycylsarcosine）， 头孢氨苄（cephalexin）， 头孢羟氨苄（cefadroxil）， 贝他定（bestatin）， 伐昔洛韦（valacyclovir）， 依那普利（enalapril）， 氨基乙酰丙酸（aminolevulinic acid）， 卡托普利（captopril）， 二肽（dipeptides）， 三肽（tripeptides）	甘氨酰-脯氨酸（glycyl-proline）
PEPT2	SLC15A2	甘氨酰肌氨酸（glycylsarcosine）， 头孢氨苄（cephalexin）， 头孢羟氨苄（cefadroxil）， 贝他定（bestatin）， 伐昔洛韦（valacyclovir）， 依那普利（enalapril）， 氨基乙酰丙酸（aminolevulinic acid）， 卡托普利（captopril）， 二肽（dipeptides）， 三肽（tripeptides）	佐芬普利（zofenopril）， 福辛普利（fosinopril）
MATE1	SLC47A1	二甲双胍（metformin）， N-甲基吡啶鎓（N-methylpyridinium）， 四乙基铵（tetraethylammonium）	奎尼丁（quinidine）， 西咪替丁（cimetidine）， 普鲁卡因胺（procainamide）
MATE2-K	SLC47A2	二甲双胍（metformin）， N-甲基吡啶鎓（N-methylpyridinium）， 四乙基铵（tetraethylammonium）	西咪替丁（cimetidine）， 奎尼丁（quinidine）， 普拉克索（pramipexole）

注：数据来自 The International Transporter Consortium (2010)。

4.6 转运体介导的临床药物相互作用

转运体可介导临床药物相互作用的发生，但发生频率低于代谢介导的药物相互作用。表 4.5 和表 4.6 总结了一些转运体介导的临床药物相互作用的案例。

表 4.5 ABC 转运体介导的临床药物相互作用

相关转运体	促变药-受变药	对药动学的影响
P-gp	奎尼丁（quinidine）-地高辛（digoxin）	地高辛肾清除率降低 34%~48%
	利托那韦（ritonavir）-地高辛（digoxin）	地高辛 AUC 增加 86%
	决奈达隆（dronedarone）-地高辛（digoxin）	地高辛 AUC 增加 157%，C_{max} 增加 75%
	雷诺嗪（ranolazine）-地高辛（digoxin）	地高辛 AUC 增加 60%，C_{max} 增加 46%
BCRP	GF120918-拓扑替康（topotecan）	拓扑替康 AUC 增加 147%

注：数据来自 The International Transporter Consortium (2010)。

表 4.6　SLC 转运体介导的临床药物相互作用

相关转运体	促变药-受变药	对药动学的影响
OATPs	环孢素（cyclosporin）-普伐他汀（pravastatin）	普伐他汀 AUC 增加 890%，C_{max} 增加 678%
	环孢素（cyclosporin）-瑞舒伐他汀（rosuvastatin）	瑞舒伐他汀 AUC 增加 610%
	环孢素（cyclosporin）-匹伐他汀（pitavastatin）	匹伐他汀 AUC 增加 360%，C_{max} 增加 560%
	利福平（rifampicin）-格列本脲（glyburide）	格列本脲 AUC 增加 125%
	利福平（rifampicin）-波生坦（bosentan）	波生坦谷浓度增加 500%
	洛比那韦（lopinavir）/利托那韦（ritonavir）-波生坦（bosentan）	波生坦第 4 天谷浓度增加 4700%，第 10 天谷浓度增加 400%
	洛比那韦（lopinavir）/利托那韦（ritonavir）-瑞舒伐他汀（rosuvastatin）	瑞舒伐他汀 AUC 增加 107%，C_{max} 增加 365%
OATs	丙磺舒（probenicid）-西多福韦（cidofovir）	西多福韦肾清除率降低 32%
	丙磺舒（probenicid）-呋塞米（furosemide）	呋塞米肾清除率降低 66%
	丙磺舒（probenicid）-阿昔洛韦（acyclovir）	阿昔洛韦肾清除率降低 32%，AUC 增加 40%
OCTs	西咪替丁（cimetidine）-二甲双胍（metformin）	二甲双胍肾清除率降低 27%，AUC 增加 50%
	西咪替丁（cimetidine）-吲哚洛尔（pindolol）	吲哚洛尔肾清除率降低约 34%
	西咪替丁（cimetidine）-伐尼克兰（varenicline）	伐尼克兰 AUC 增加 29%
	西咪替丁（cimetidine）-多非利特（dofetilide）	多非利特肾清除率降低 33%
	西咪替丁（cimetidine）-吡西卡尼（pilsicainide）	吡西卡尼肾清除率降低 28%，AUC 增加 33%
	西替利嗪-吡西卡尼（pilsicainide）	吡西卡尼肾清除率降低 41%

注：数据来自 The International Transporter Consortium (2010)。

除 OATP 介导的药物相互作用外，其他转运体介导的药物相互作用程度要远低于基于代谢的药物相互作用。

参考文献

Ehrhardt C, Kim KJ (2008) Drug absorption studies: in situ, in vitro and in silico models. Springer Science, Business Media, LLC, New York

The International Transporter Consortium (2010a) Membrane transporters in drug development. Nat Rev Drug Discov 9:215-236

You G, Morris ME (eds) (2007a) Drug transporters: molecular characterization and role in drug disposition. Wiley, Hoboken

扩展阅读

Li P, Wang G-J, Robertson TA et al (2009) Liver transporters in hepatic drug disposition: an update. Curr Drug Metab 10:482-498

Shitara Y, Horie T, Sugiyama Y (2006) Transporters as a determinant of drug clearance and tissue distribution. Eur J Pharm Sci 27:425-446

The International Transporter Consortium (2010b) Membrane transporters in drug development. Nat Rev Drug Discov 9:215-236

You G, Morris ME (eds) (2007b) Drug transporters: molecular characterization and role in drug disposition. Wiley, Hoboken

第 5 章

基于代谢的药物相互作用

概要

药物-药物相互作用（drug-drug interaction，DDI）的主要类型之一是基于药代动力学的 DDI，即一种药物改变了另一种药物的药代动力学。本章中将讨论两种主要的药代动力学 DDI 形式。

（1）药物代谢酶抑制所导致的 DDI

① 可逆性抑制。

② 时间依赖性抑制（准可逆的和不可逆的）。

（2）药物代谢酶诱导所导致的 DDI

基于代谢的 DDI 是被了解和研究得最多的。本章中讨论抑制、诱导和反应表型的体外研究，也讨论通过体外数据来预测体内药物-药物相互作用。探针底物、选择性抑制剂和诱导剂也汇总在表格中。

5.1 缩略语及符号

AhR	芳香烃受体
ALDH	乙醛脱氢酶
AUC	曲线下面积
AUC_i	抑制剂存在下的曲线下面积
CAR	组成型雄甾烷受体
C_{max}	峰浓度
CL_{int}	内在清除率
DME	药物代谢酶
E	酶
f_m	酶代谢分数
GST	谷胱甘肽转移酶
k	速率常数
k_{cat}	产物生成的一级速率常数
k_{inact}	酶灭活的一级速率常数
K_m	米氏常数（当反应速率为最大反应速率一半时底物的浓度）
K_i	抑制常数（竞争性的、可逆的）

K_I	在最大灭活速率一半时灭活剂（或抑制剂）的浓度（不可逆的）
I	抑制剂
I_{max}	最大灭活速率
IC_{50}	半数抑制浓度（即当反应速率为最大反应速率一半时的抑制剂浓度）
MBI	机理性抑制
po	口服给药
S	底物
ES	酶-底物复合物
P	产物
P450	细胞色素 P450
PXR	孕烷 X 受体
SULT	硫酸基转移酶
TDI	时间依赖性抑制
UGT	尿苷二磷酸葡萄糖醛酸转移酶
v	反应速率
v_i	在抑制剂存在下的反应速率
V_{max}	底物浓度饱和时的最大反应速率

5.2 基本概念和定义

代谢是药物从体内消除的主要途径之一。对于大多数药物而言，仅有少数几种酶介导其代谢途径，因此，联合用药可能导致潜在的基于代谢的 DDI 的发生，因此，在药物的发现以及临床阶段，对药物相互作用的评估对于向市场提供安全、有效的药物是必要的。药物 DDI 的评估涉及很多参数，需要考虑每种药物作为受变药（例如：底物或研究对象）或者促变药（例如：抑制剂或沉淀剂）的角色。对于不同情况，需要解决的问题也不同。

对于受变药（底物、研究对象），需要知道不同消除途径的贡献，以及受影响的消除途径中的动力学参数、血浆蛋白结合的程度，以及酶位点上的药物浓度。

对于促变药（抑制剂），需要知道抑制的机制、化合物的抑制特性、血浆蛋白结合的程度，以及酶位点上的抑制剂浓度。

5.3 无抑制剂下的酶动力学

一个简单的酶促反应是底物（S）与酶（E）结合形成酶-底物复合物（ES）。随后不可逆地生成产物（P），这一步骤是一个典型的一级动力学不可逆过程，其速率常数 k_{23} 又称为 k_{cat}（图 5.1）。

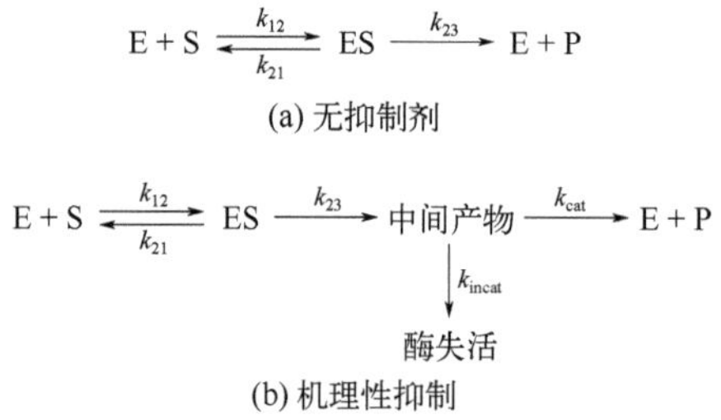

$$E + S \xrightleftharpoons[k_{21}]{k_{12}} ES \xrightarrow{k_{23}} E + P$$

(a) 无抑制剂

$$E + S \xrightleftharpoons[k_{21}]{k_{12}} ES \xrightarrow{k_{23}} 中间产物 \xrightarrow{k_{cat}} E + P$$
$$\downarrow k_{incat}$$
$$酶失活$$

(b) 机理性抑制

图 5.1 （a）酶（E）将底物（S）转化为产物（P）的总体示意图。k_{12} 是酶-底物复合物（ES）生成的速率常数，k_{21} 是酶-底物复合物（ES）解离的速率常数。k_{23}（或 k_{cat}）是产物生成的速率常数，该过程是不可逆的。
（b）自杀性底物（S）使酶灭活的总体示意图

假设生成 ES 复合物的速率比生成产物 P 的速率快，这样的反应其动力学也被称为米氏方程动力学，表述为：

$$v = \frac{V_{max} \times [S]}{K_m + [S]} \qquad (5.1)$$

式中，v 为反应速率；V_{max} 为底物浓度饱和时的最大反应速率，等于 $k_{23} \times [E]$；[S] 为底物的浓度（表 5.1）；K_m 为米氏常数，定义为最大反应速率（V_{max}）一半时的底物的浓度，等于（$k_{21} + k_{23}$）/k_{12}（表 5.1）。

表 5.1 确定酶动力学的米氏方程的线性转换

项目	Lineweaver-Burk 作图法	Eadie-Hofstee 作图法	Dixon 作图法
方程式	$\dfrac{1}{v} = \left(\dfrac{K_m}{V_{max}}\right)\left(\dfrac{1}{[S]}\right) + \dfrac{1}{V_{max}}$	$v = -K_m \times \left(\dfrac{v}{[S]}\right) + V_{max}$	$\dfrac{[S]}{v} = \dfrac{[S]}{V_{max}} + \dfrac{K_m}{V_{max}}$
x 轴	$\dfrac{1}{[S]}$	$\dfrac{v}{[S]}$	$[S]$
y 轴	$\dfrac{1}{v}$	v	$\dfrac{[S]}{v}$

项目	Lineweaver-Burk 作图法	Eadie-Hofstee 作图法	Dixon 作图法
斜率	$\dfrac{K_m}{V_{max}}$	$-K_m$	$\dfrac{1}{V_{max}}$
x 轴截距	$-\dfrac{1}{K_m}$	$\dfrac{V_{max}}{K_m}$	$-K_m$
y 轴截距	$\dfrac{1}{V_{max}}$	V_{max}	$\dfrac{K_m}{V_{max}}$

k 是反应速率常数，K 是平衡常数。

5.3.1 操作要点

（1）应该从孵育时间和酶浓度（[E]）这两方面对孵育条件进行优化，尽量将两者都最小化（译者注：最短的孵育时间和最小的酶浓度能最大限度地保持初始反应速率条件从而使反应速率以及 V_{max}/K_m 的测定尽可能准确）。

（2）在孵育过程中应尽可能减少酶的失活。

（3）应先进行预实验并采用较大范围的底物浓度来初步估算 K_m，以"识别"出 K_m 值的大致区间。

（4）在最终确定性 V_{max}/K_m 测定中，底物浓度范围可以考虑从 $K_m/3$ 到 $3 \times K_m$。对于系列浓度的设置，一个较合适的办法是：使所有浓度的倒数值之间形成等距分布。例如，如果 K_m 估计为 5μmol/L，则浓度范围应为 1.67～15μmol/L。如果设计为七个浓度，则用该范围内最低浓度的倒数减去最高浓度的倒数，再除以 6，得到相等的差值为 0.0887 [（1/1.67−1/15）/6=0.0887]。转化为[S]=1.67μmol/L、2.37μmol/L、3.00μmol/L、4.10μmol/L、6.43μmol/L、15.0μmol/L 和 1.96μmol/L。

（5）在孵育过程中，保持底物的最小消耗是很重要的。理想情况下，消耗量应 <10%，但实际上这个限度通常可以为 <20%（尤其是在较低浓度下，底物检测的灵敏度可能是一个很大的限制条件）。有一些解决这个问题的方法，如增加孵育时间、提高[E]、在分析前对样品进行浓缩，以及监测代谢物的形成（可能会更灵敏）。（译者注：需要考虑到生物样品分析的正常实验误差对底物消耗百分比的测量准确性的影响。）

（6）除了监测底物消耗外，监测主要代谢物的形成也是有帮助的。需要注意的是，对于 K_m 的测定，不需要对底物或代谢物进行绝对定量，因为对于初步评价来说采用峰面积比已经足够了。

有时生成的代谢物是较底物有更强抑制作用的酶抑制剂，这种情况下动力学结果的解释就更加复杂。理想情况下，考察主要代谢产物的酶抑制特性对结果分析是有帮助的，但并非总是可行。

主要 P450 同工酶的体外探针反应见表 5.2。

表 5.2　主要 P450 同工酶的体外探针反应

P450 同工酶	反应（K_m 单位：µmol/L）
CYP1A2	非那西汀 O-脱乙基化（47[a]）；他克林 1-羟基化（3～16）；7-乙氧基异吩噁唑 O-脱乙基化（0.2～0.5）；茶碱 N-去甲基化（200～600）；咖啡因 3N-去甲基化（150～600）
CYP2A6	香豆素-7-羟基化（0.84[a]）
CYP2B6	安非他酮-羟基化（82[a]）
CYP2C8	阿莫地喹-N-脱乙基化（1.9[a]）；紫杉醇 6-α-羟基化（4～27）
CYP2C9	甲苯磺丁脲-4-甲基羟基化（150[a]）；双氯芬酸 4′-羟基化（4.0[a]）
CYP2C19	(S)-美芬妥英 4-羟基化（57[a]）；奥美拉唑 5-羟基化（2～6）
CYP2D6	右美沙芬 O-去甲基化（4.6[a]）；丁呋洛尔 1-羟基化（3～22）
CYP2E1	氯唑沙宗 6-羟基化（74[a]）
CYP3A	睾酮 6β-羟基化（46[a]）；咪达唑仑 1′-羟基化（2.3[a]）

[a] Walsky 和 Obach（2004）报道的人肝微粒体中的 K_m。其他均为 2000 年以来报道的在人肝微粒体中的 K_m 的范围。

为了确定受试物对于 CYP3A 的抑制特性，一般使用两种结构不同的探针底物（通常是咪达唑仑和睾酮）进行考察，并将具有更大抑制作用的结果作为药物抑制特性的指标。

5.4　体外酶抑制

5.4.1　可逆性抑制

可逆性抑制包括四种类型：竞争性抑制（competitive）、非竞争性抑制

（noncompetitive）、反竞争性抑制（uncompetitive）和线性混合型抑制（linear mixed）。

5.4.1.1 竞争性抑制

在竞争性抑制中，抑制剂和底物都以可逆的方式与酶的活性位点结合。

$$v_i = \frac{V_{max} \times [S]}{(K_m \times \alpha) + [S]}, \quad \text{其中,} \quad \alpha = 1 + \frac{[I]}{K_i} \tag{5.2}$$

式中，v_i 为在抑制剂存在下的反应速率；K_i 为抑制常数。

抑制剂的存在不会改变 V_{max}，但会使 K_m 变化 α 倍。

IC_{50} 是半数抑制浓度，即抑制效应达到最大抑制程度一半时的抑制剂浓度。根据 Cheng 和 Prusoff（1973）的计算，竞争性抑制剂的 IC_{50} 计算如下：

$$IC_{50} = K_i \times \left(1 + \frac{[S]}{K_m}\right) \tag{5.3}$$

如果$[S]=K_m$，则 $K_i=IC_{50}/2$。

5.4.1.2 非竞争性抑制

在非竞争性抑制中，抑制剂和底物结合到酶的不同位点。因此，K_m 不变，但 V_{max} 以 $1/\alpha$ 的倍数变化。

$$v_i = \frac{(V_{max} / \alpha) \times [S]}{K_m + [S]}, \quad \text{其中} \quad \alpha = 1 + \frac{[I]}{K_i} \tag{5.4}$$

$$IC_{50} = K_i \tag{5.5}$$

5.4.1.3 反竞争性抑制

在反竞争性抑制中，抑制剂与 ES 复合物结合。V_{max} 和 K_m 都以 $1/\alpha$ 的倍数变化。

$$v_i = \frac{(V_{max} / \alpha) \times [S]}{(K_m / \alpha) + [S]}, \quad \text{其中} \quad \alpha = 1 + \frac{[I]}{K_i} \tag{5.6}$$

$$IC_{50} = K_i \times \left(1 + \frac{[K_m]}{[S]}\right) \tag{5.7}$$

如果$[S]=K_m$，则 $K_i=IC_{50}/2$。值得注意的是，与竞争性抑制的 IC_{50} 方程相比，$[S]$与 K_m 的比值正好相反。

5.4.1.4 线性混合型抑制

在线性混合型抑制中，抑制剂结合 E 和 ES，抑制常数分别为 K_i 和 δK_i。V_{max} 和 K_m 分别以 $1/\beta$ 和 α/β 的倍数变化（表5.3）。

$$v_i = \frac{(V_{max}/\alpha)\times[S]}{(K_m\times\beta/\alpha)+[S]}，\text{其中}\ \alpha = 1+\frac{[I]}{K_i}\ \text{并且}\ \beta = 1+\frac{[I]}{\delta K_i} \tag{5.8}$$

表5.3 不同可逆性抑制条件下对 V_{max} 和 K_m 的影响

项目	竞争性抑制	非竞争性抑制	反竞争性抑制	线性混合型抑制
V_{max}	↔	↓	↓	↓
K_m	↑	↔	↓	↑

使用非线性回归方程进行数据分析。一般的原则是将数据输入到不同的模型中，然后看哪个模型对数据能有最好的拟合。应该采用最简单模型来解释数据。此外，使用图示对于数据的可视化检查是很重要的。

优选的 P450 同工酶体外抑制剂见表5.4。

表5.4 优选的 P450 同工酶体外抑制剂

P450 同工酶	抑制剂	K_i[a]/(μmol/L)	IC$_{50}$[b]/(μmol/L)
CYP1A2	呋喃茶碱（furafylline）	0.6～0.73	1.8
CYP2A6	反苯环丙胺（tranylcypromine）	0.02～0.2	0.45
	甲氧沙林（methoxsalen）	0.01～0.2	
CYP2B6	2-苯基-2-(1-哌啶基)丙烷[2-phenyl-2-(1-piperdinyl) propane]		7.7
CYP2C8	孟鲁司特（montelukast）、槲皮素（quercetin）	1.1	3.1
CYP2C9	磺胺苯吡唑（sulfaphenazole）	0.3	0.27
CYP2C19	(+)-N-3-苄基萘酚[(+)-N-3-benzylnirvanol]		0.41
CYP2D6	奎尼丁（quinidine）	0.027～0.4	0.058
CYP2E1	反苯环丙胺（tranylcypromine）		8.9
CYP3A4/5	酮康唑（ketoconazole）	0.0037～0.18	0.016～0.026

[a] 优选 P450 抑制剂列表，出自 FDA 发布的 *Draft Guidance for Industry on Drug Interaction Studies*（2006）（译者注：FDA 是指美国食品和药物管理局；目前常用的抑制剂可参考 CDE 于 2021 发布的《药物相互作用研究技术指导原则（试行）》）。

[b] 人肝微粒体的 IC$_{50}$ 值（Walsky and Obach, 2004）。

5.4.2 时间依赖性抑制（TDI）

时间依赖性抑制剂，顾名思义，是以时间依赖性的方式对药物代谢酶（DME）进行抑制，即随着抑制剂暴露时间的延长抑制作用变得更加明显。机理性抑制剂（mechanism-based inhibitor，MBI）是时间依赖性抑制剂的一种，其中良性（或非反应性）的抑制剂被 DME 激活（即代谢活化），导致酶失活（图 5.1）。对 MBI 的担忧在于活性酶的总量在减少，需要从头合成才能恢复到初始的酶活水平。因此，与竞争性抑制剂相比，机理性抑制剂即使在抑制剂不再存在后也会影响酶活性。在体外，通常只确定时间依赖、辅助因子依赖和浓度依赖的抑制特性，但这在多数情况下就足够了（见 MBI 确定标准）。

MBI 有两类：准不可逆性和不可逆性。

（1）在准不可逆性抑制中，生成了不易离开酶活性位点的代谢物而形成代谢中间体复合物（MIC），使酶暂时失活。如红霉素和金霉素中的氨基被 CYP3A 氧化，形成与铁配位的亚硝基，从而形成 MIC。

（2）在不可逆性抑制中，底物与酶或其辅基血红素烷基化位点之间形成共价结合。

可导致 MBI 的基团包括但不限于亚甲基二氧基和烯烃、乙炔、噻吩、呋喃和烷基胺。亚甲基苯醌的形成也会导致 MBI（见第 6 章生物活化部分）。

> MBI 的确定标准
> （1）对 DME 的抑制作用是时间依赖性的。
> （2）对 DME 的抑制作用依赖于辅助因子（例如，对 P450 酶的抑制依赖于 NADPH）。
> （3）另一种底物通过与 MBI 竞争，使灭活减慢（或消除）。
> （4）灭活是不可逆的，透析不能保留其活性。
> （5）灭活的发生无时间滞后。
> （6）灭活过程为一级动力学行为且可被饱和。
> （7）加入捕获试剂和活性氧（ROS）清除剂（过氧化氢酶和超氧化物歧化酶）并不会使酶免于失活。这也意味着 MBI 生成的反应性代谢物或 ROS 并不会逃离酶活性位点并随即对酶产生灭活效应。

分配比（r）是 k_{cat} 与 k_{inact} 的比值。这个数值越小，酶被 MBI 灭活的效率越高。灭活过程导致酶活性随着时间的推移而不断降低，可以表述为：

$$\ln\frac{E_t}{E_0} = -t \times \frac{k_{inact} \times [I]}{K_I + [I]} \tag{5.9}$$

式中，E_t 为 t 时的活性酶浓度；E_0 为初始活性酶浓度。

5.4.2.1 操作要点

TDI 研究通常会在主要的 CYP 同工酶中开展，或至少在 CYP3A4 上进行评估。这类测试包含两次孵育过程。第一步孵育包含不同浓度的抑制剂与酶在辅因子存在或不存在的情况下，在不同的时间点，从中取一部分转移到一个新的孵育体系中。新的孵育体系包含特定酶的探针底物，必要时还需要新加入辅助因子（但不加入新的酶）。新的孵育步骤通常使酶稀释 10～20 倍（但不总是如此），以尽量减少抑制剂的竞争性抑制影响。

操作过程中要考虑的一个重要因素是抑制剂的溶解度。

在第一步孵育中，必须包括以下对照：

（1）已知的酶的阳性和阴性对照；

（2）无抑制剂，但含 NADPH；

（3）有抑制剂，但不含 NADPH。

k_{inact} 和 K_I 将采用非线性回归分析法来获取。可以通过绘制单个抑制剂浓度下的剩余活性百分比（y 轴）与孵育时间（x 轴；从第一次孵育的起始时间开始）的半对数坐标图（y 轴为对数）来确定相关性是否良好 [见图 5.2（a）]。表观灭活速率常数（k_{obs}）就是对应抑制浓度水平下的斜率，为与时间相对一级速率常数。然后，绘制 $1/k_{obs}$ 与 $1/[I]$ 的关系图以得出 x 轴截距为 $1/K_I$（译者注：实为 $-1/K_I$），y 轴截距为 $1/k_{inact}$ [见图 5.2（b）]。

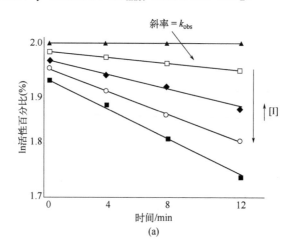

(a)

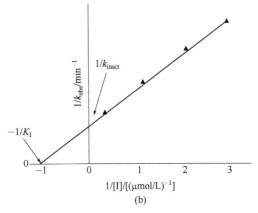

图 5.2　浓度和时间依赖性灭活图示。(a)剩余活性百分比的自然对数与时间的
坐标图。(b)灭活速率与抑制剂浓度的双倒数图。k_{inact} 和 K_I 可分别
从 y 轴截距和 x 轴截距负值的倒数获取

$$k_{obs} = \frac{k_{inact} \times [\text{I}]}{K_I + [\text{I}]} \qquad (5.10)$$

IC$_{50}$ 迁移法。k_{inact} 和 K_I 的测定不适合药物发现阶段的筛选性研究，因为这种方法是很消耗资源且费时的。因此，在药物发现阶段，建议采用 IC$_{50}$ 迁移法。在该方法中，在存在或不存在 NADPH 的情况下，将不同浓度的抑制剂与酶孵育 30min（Obach et al.，2007），然后将各样品转移到含探针底物的体系中进行二次孵育。通过绘制剩余酶活性百分比与对应的抑制剂浓度坐标图，确定存在与不存在抑制剂下的 IC$_{50}$ 值。如果在 NADPH 存在下，IC$_{50}$ 降低（即发生迁移），该化合物表现为 TDI。新的 IC$_{50}$ 与 k_{inact}/K_I 相关性良好（图 5.3）。

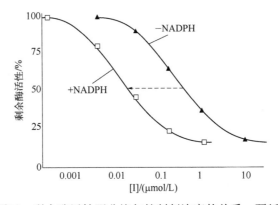

图 5.3　IC$_{50}$ 迁移图示：剩余酶活性百分比与抑制剂浓度的关系。预孵育（即灭活过程）
期结束后，在有/无 NADPH 的情况下利用探针底物进行酶活性的测定

肝细胞被认作是可以反映更广泛代谢过程的系统（译者注：因为其具有更广泛的代谢能力），因此在 TDI 研究中可能是一种有用的工具（Zhao et al., 2005；McGinnity et al., 2006）。

P450 同工酶的机理性抑制剂见表 5.5。

表 5.5　P450 同工酶的机理性抑制剂

P450 同工酶	机理性抑制剂
CYP1A2	氯吉兰（clorgyline）、奥替普拉（oltipraz）、白藜芦醇（resveratrol）、罗非昔布（rofecoxib）、齐留通（zileuton）
CYP2B6	佛手柑素（bergamottin）、氯吡格雷（clopidogrel）、噻替哌（thioTEPA）、噻氯匹定（ticlopidine）
CYP2C8	胺碘酮（amiodarone）、氟西汀（fluoxetine）、吉非洛齐葡萄糖醛酸苷（gemfibrozil glucuronide）、异烟肼（isoniazid）、去甲替林（nortriptyline）、苯乙肼（phenelzine）、维拉帕米（verapamil）
CYP2C9	替尼酸（tienilic acid）
CYP2C19	噻替哌（thioTEPA）、噻氯匹定（ticlopidine）
CYP2D6	帕罗西汀（paroxetine）、蛇纹石素（serpentine）
CYP3A4/5	佛手柑素（bergamottin）、地尔硫草（diltiazem）、红霉素（erythromycin）、氟伏沙明（fluvoxamine）、米非司酮（mifepristone）、利托那韦（ritonavir）、沙奎那韦（saquinavir）、竹桃霉素三乙酸酯（troleandomycin）

呋喃香豆素衍生物存在于葡萄柚汁中，是肠道中 CYP3A4 的机理性抑制剂，可能导致 DDI。

5.5　酶诱导

P450 酶诱导涉及多种机制，这些机制通过提高酶的表达速率或降低其降解速率而使得总的酶浓度增加。这些机制非常复杂，包含多种转录因子以及细胞质和细胞核成分的参与。在这里，我们聚焦于与几种主要的 P450 同工酶相关的关键成分：芳香烃受体（AhR）、孕烷 X 受体（PXR）和组成型雄甾烷受体（CAR）。其中，PXR 和 CAR 在不同程度上调控以下几种 P450 同工酶：

PXR：CYP3A4 > CYP2B6 > CYP2C

CAR：CYP2B6 > CYP2C > CYP3A4

由 AhR、CAR 和 PXR 诱导的 Ⅰ 相和 Ⅱ 相药物代谢酶以及转运体见表 5.6。

表 5.6 由 AhR、CAR 和 PXR 诱导的Ⅰ相和Ⅱ相药物代谢酶以及转运体

受体	Ⅰ相代谢酶	Ⅱ相代谢酶	转运体
AhR	CYP1A1、1A2、CYP1B1、ALDH	UGT1A1、GSTA2、SULT1A1	BCRP
CAR	CYP2A、CYP2B、CYP2C、CYP3A	UGT1A1、SULT1A1	OATP2、MRP2、MRP3
PXR	CYP2B、CYP2C、CYP3A	UGT1A1、GSTA2、SULT2A1	MDR1、MRP2、OATP、OCT1

操作要点

（1）受试化合物必须与"适当的"阳性对照进行比较（见表 5.7）。

（2）如果化合物产生超过基线水平 2 倍的响应，则认为该化合物是诱导剂。

（3）测试中，应使用临床相关的药物浓度（至少 3 个浓度）或至少比达峰浓度（C_{max}）高 1 个数量级的能完整评估剂量-反应特征的浓度。

（4）通常，诱导的评估以 CYP 活性作为指标（译者注：截至目前的各国/各机构的技术指导原则更推荐采用 mRNA 水平作为优先评价指标）。目前的研究中，已经显示了酶诱导和 mRNA 水平升高之间的相关性，并且也发现 mRNA 是一个比活性更敏感的指标。此外，在评估时间依赖性抑制时，CYP 活性可能被诱导掩盖，而 mRNA 水平更具指示性。（译者注：如果采用 CYP 活性作为诱导效应的评价指标，受试化合物所具有的抑制效应尤其是时间依赖性抑制效应将可能掩盖诱导效应，从而做出过低的诱导效应评价。）

（5）至少应该使用来自 3 个不同供体的人肝细胞进行测试。

（6）冷冻保存的肝细胞和新鲜的肝细胞都可以使用。

（7）其他可用的基于细胞的测试系统包括（但不限于）CYP3A4 和荧光素酶转染的 HepG2、Fa2N-4 和 HepaRG 等细胞系。

（8）评估每个浓度下受试化合物的细胞毒性是十分重要的。

表 5.7 P450 同工酶的体外化学诱导剂

P450 同工酶	受体	诱导剂	诱导剂浓度/(μmol/L)	EC_{50}/(μmol/L)	E_{max}（诱导倍数）
CYP1A2	AhR	奥美拉唑（omeprazole）	25~100	0.23±0.15[a]	2.4±0.9[a]，14~24
		β-萘黄酮（β-naphthoflavone）	33~50		4~23
		3-甲基胆蒽（3-methylcholanthrene）	1~2		6~26

P450 同工酶	受体	诱导剂	诱导剂浓度 /(μmol/L)	EC_{50} /(μmol/L)	E_{max}（诱导倍数）
CYP2B6	CAR > PXR	苯巴比妥（phenobarbital）	500～1,000	58±96[a]	7.6±1.8[a]，5～10
CYP3A4/5	PXR > CAR	利福平（rifampin）	10～25	0.85±0.75[a]	12 ±3[a]，4～31

[a] Kato et al. 2005 Drug Metabolism Pharmacokinet 20: 236-243。

其他数据出自 FDA 的 *Draft Guidance for Industry on Drug Interaction Studies* (2006)。

5.6 反应表型

反应表型研究被用来识别参与药物代谢相关的主要酶，该信息可用于确定 f_m，从而进一步了解患者间可能的药代动力学差异和/或潜在的药物-药物相互作用（当药物被视为受变药时）。最终，采用放射性示踪的人体物质平衡研究的结果可以与体外反应表型研究结果互相补充，以便真正确定各代谢途径的 f_m。

注：什么情况下应进行反应表型研究？

（1）代谢应该是药物从体内消除的主要途径。如果临床前研究中在粪便中测得的原形药物较少，即可推断代谢为药物消除的主要途径。（译者注：原作者可能并没有考虑到尿液中原形药排泄的情况；如果尿液中原形药排出量较高，即便粪便中原形药排出很少，也不一定能得出代谢是主要消除途径的结论。）

（2）体内的主要代谢产物经体外实验已经可被正确地确定（译者注：在没有通过体内样品进行确认的情况下，这一点其实是一个假设的前提）。例如，如果主要代谢途径是通过原形药的葡萄糖醛酸化，那么研究 P450 酶反应表型可能就不适用了。

5.6.1 操作要点

（1）通常在 1μmol/L 浓度下进行研究。但一旦所涉及的酶已被鉴定出，下一步应开展多种浓度下的孵育以确定不同酶途径下的 K_m 和 V_{max}，这对评估不同酶的代谢贡献占比是有用的。

（2）体外和体内代谢产物鉴定都是反应表型的必要部分，以确保所考察的酶是正确的。

（3）通常在孵育后监测药物的消失。当 CL_{int} 低时，监测代谢产物也是很重要的方式。

代谢速率是指某种化合物被代谢的快慢程度。

代谢程度是指某一途径的代谢对整体 CL 的贡献。

因此，一种化合物的代谢速度可能很慢，但其代谢的程度可能很高。

5.6.1.1　基于 P450 的反应表型

尽管反应表型可以针对各种不同的酶进行，但 P450 酶是最常被研究的对象。对于其他酶系统，可以使用的重组酶和抑制剂已在本书第 2 章中列出。

5.6.1.2　操作要点

（1）将 1-氨基苯并三唑（ABT：1mmol/L）与肝微粒体（0.5～2mg/mL）或肝细胞（$0.5×10^6$～$1×10^6$cells/mL）预孵育 15～30min，可以灭活 P450。如此处理后，形成的代谢产物是不依赖于 P450 的。

（2）当使用重组人 P450 同工酶时，通常每种同工酶使用相同的浓度。根据肝脏中每种 P450 同工酶各自的平均含量，可以重新计算各同工酶的贡献（见表 2.5）。

（3）选择性化学抑制剂和特异性抗体均可用于肝微粒体。通常使用化学抑制剂，可能是因其成本较低。

（4）采用多个来源的肝微粒体进行相关性研究，以实现对 P450 酶的反应表型分析并不多见（译者注：在相关性分析中，不同来源肝微粒体中各 P450 酶的活性将通过特异性底物予以表征）。这有几种原因，包括多种酶参与时的复杂性。

通常，任何一种代谢途径如果在药物的内在清除率中占比 $f_m ≤ 50\%$，那么因其导致的药物相互作用中 AUC 的变化<2 倍（见表 5.8）。

当多态酶是 CL_{int} 主要贡献者的时候，会要求开展一项比较慢代谢型和快代谢型的临床研究，以确定不同人群中药物与抑制剂相互作用大小的变异性。

5.7　体内药物相互作用预测

体外 DDI 数据可用于预测临床中人体内代谢性 DDI 的程度。由于多种因素的存在，包括酶的种属间差异和化合物体内处置的不同，还没有一个动物体内模型完全适合评估人体的 DDI 风险。潜在的药物相互作用需要同时考虑药物作为受变药或促变药来进行评估。

由于转运体的参与以及底物和抑制剂在酶活性位点处浓度的不确定性等因素，定量预测体内 DDI 存在局限性。然而，除了被用来进行定量 DDI 预测外，体外数据还可以被用来根据抑制强度对同工酶进行排序。这使得临床 DDI 研究可以优先针对被抑制程度最大的酶进行，其结果可指导下一步研究的开展。如果在初步研究中没有观察到临床抑制作用，则可以避免后续可能的不必要的临床药物相互作用研究。

在以下部分中，将讨论针对竞争性和机理性抑制以及诱导效应的静态预测模型。而动态模型目前可用诸如 Simcyp® 的软件进行分析。

5.7.1 竞争性抑制剂体内 DDI 的预测

DDI 的程度与肝脏中药物暴露的增加遵循以下公式：

$$\text{肝脏中 DDI 的程度} = \frac{\text{AUC}_i}{\text{AUC}} = \frac{1}{\left(\dfrac{f_m}{\alpha}\right) + (1 - f_m)} = A \ （\text{肝脏}）$$

其中
$$\alpha = 1 + \frac{[\text{I}]}{K_i} \tag{5.11}$$

式中，f_m 为药物经被抑制的酶所代谢的分数；[I] 为体内抑制剂浓度。

在该方程中 [I] 的值具有很大的不确定性。理论上，该浓度值是肝脏中酶位点处的抑制剂浓度。进入肝门静脉的游离 C_{max} 是最具预测性的浓度（$C_{hep,inlet,u}$；Obach et al., 2006），可用下面的公式推导出来（Kanamitsu et al., 2000）：

$$C_{hep,inlet,u} = C_{max,u} + \frac{f_u \times D \times K_a \times F_a}{Q_h} \tag{5.12}$$

式中，D 为剂量；K_a 为吸收速率常数；F_a 为通过肠道未被代谢的抑制剂的分数；Q_h 为肝血流速率 [Q_h 为 21mL/(min·kg)]。

表 5.8 在 [I]/K_i=1、10 和 100 时，f_m 对 DDI 程度的影响（AUC$_{po,i}$/AUC$_{po}$）

f_m	DDI 的变化倍数（AUC$_{po,i}$/AUC$_{po}$）		
	[I]/K_i = 1	[I]/K_i = 10	[I]/K_i = 100
0.2	1.11	1.22	1.25
0.4	1.25	1.57	1.66

f_m	DDI 的变化倍数（$AUC_{po,i}/AUC_{po}$）		
	$[I]/K_i = 1$	$[I]/K_i = 10$	$[I]/K_i = 100$
0.6	1.43	2.2	2.46
0.8	1.67	3.67	4.81
1	2.00	11.0	101

对于经肠道 P450 同工酶（主要是 CYP3A）代谢的化合物，也要考虑肠道内基于代谢的 DDI。

$$肠道中 DDI 的程度 = \frac{1}{\frac{1-F_G}{\alpha} + F_G} = A（肠道）$$

其中
$$\alpha = 1 + \frac{[I]}{K_i} \qquad (5.13)$$

式中，F_G 为底物的肠道生物利用度。

竞争性抑制剂的总 DDI 程度 = A（肠道）×A（肝脏）。

在 FDA *Draft Guidance for Industry on Drug Interaction Studies*（2006）中（表 5.9），竞争性抑制的计算公式如下：

$$DDI的程度 = 1 + \frac{[I]}{K_i} \qquad (5.14)$$

在以上方程中，保守起见，将 f_m 设置为 1，并建议将抑制剂的浓度设定为给予推荐的最高临床剂量下的平均稳态总 C_{max}（游离加上结合的）。

表 5.9　基于 FDA *Draft Guidance for Industry on Drug Interaction Studies*（2006）的临床 DDI 预测

$[I]/K_i$	潜在的临床 DDI
<0.1	微弱
0.1～1	可能
>1	很可能

5.7.2　机理性抑制剂体内 DDI 的预测

机理性抑制剂可使 DME 失活，因此，体内必须重新合成代谢酶才能使其恢复到初始时的活性。在肝脏和肠道中，酶的合成（k_{syn}）和降解（k_{deg}）

有一个恒定的速率。在稳态且无机理性抑制剂存在的情况下，$k_{syn}=k_{deg}$。在机理性抑制剂存在的情况下，酶的总降解速率将升高，即 k_{deg} 和 k_{inact} 之和，最终导致总活性酶浓度暂时下降。酶恢复到其初始水平所需的时间取决于从头合成速率，每种同工酶的合成速率不同且取决于其分布的器官(肝脏或肠道)。

MBI 存在时的 DDI 的程度（AUC_i/AUC）由以下公式确定（Mayhew et al.，2000）：

$$DDI的程度（MBI）= \cfrac{1}{\left(\cfrac{f_m}{\gamma}\right) + (1-f_m)} \tag{5.15}$$

$$\gamma = 1 + \frac{k_{inact} \times [I]}{k_{deg} \times ([I]+K_I)}$$

式中，f_m 为酶对底物的代谢分数；[I]为抑制剂浓度；K_I 为 $I_{max}/2$，即半数灭活剂（或抑制剂）浓度；k_{inact} 为酶灭活的一级速率常数；k_{deg} 为酶自然降解的速率常数（表 5.10）。

表 5.10　人肝脏 CYP 同工酶和肠道 CYP3A4 的半衰期及 k_{deg}

P450 同工酶	半衰期/h	k_{deg}/h^{-1}
CYP1A2	36～105	0.0066～0.01926
CYP2B6	32	0.0217
CYP2C8	23 （8～41）	0.0301（0.0169～0.0864）
CYP2C9	104	0.00666
CYP2C19	26 （7～50）	0.0266（0.0139～0.099）
CYP2D6	51、70	0.0136,0.0099
CYP3A4	44～140	0.00495～0.0158,0.0077
CYP3A5	36 （15～70）	0.0193（0.0099～0.0462）
CYP3A4（肠道）	12～33	0.021～0.0578

注：除了 $k_{deg} = 0.0077h^{-1}$ 出自 Wang et al.（2010），其余数据均出自 Yang et al.（2008）。

5.7.3　诱导剂体内 DDI 的预测

诱导剂导致的 DDI 程度基于以下方程：

$$\text{DDI的程度（诱导）} = \cfrac{1}{\left(\cfrac{f_{\mathrm{m}}}{\varepsilon}\right) + (1 - f_{\mathrm{m}})} \qquad (5.16)$$

$$\varepsilon = 1 + \cfrac{\mathrm{sf} \times E_{\max} \times [\mathrm{I}]}{[\mathrm{I}] + \mathrm{EC}_{50}} \qquad (5.17)$$

式中，sf 为经验性换算系数；$E_{\max}$ 为最大诱导效应；[I] 为诱导剂的浓度；EC_{50} 为产生最大诱导效应一半时的诱导剂浓度。

如果某化合物是竞争性抑制剂，也是机理性抑制剂，同时还是诱导剂，那么 DDI 的程度计算如下：

$$\text{DDI的程度} = \cfrac{1}{\left(\cfrac{f_{\mathrm{m}}}{\alpha \times \beta \times \varepsilon}\right) + (1 - f_{\mathrm{m}})} \qquad (5.18)$$

利托那韦同时是 CYP3A4 的竞争性抑制剂、机理性抑制剂和诱导剂。

不同药物相互作用的比较见表 5.11，人体内 P450 同工酶的口服底物（针对特定酶的 f_{m}）、抑制剂及诱导剂见表 5.12。

表 5.11　不同药物相互作用的比较

作用机制	可逆性抑制剂	机理性抑制剂	诱导剂
相互作用的发生	即时	取决于酶的灭活速率	慢（以天计）
是否需要提前暴露在抑制剂下	不需要	需要	需要
AUC（对于受变药）	增加	增加	降低

FDA 基于体外研究的决策树

作为底物：

——如果不是底物→停止研究并在说明书中作相应说明。

——如果是底物→用强效抑制剂/诱导剂进行体内研究→调整剂量和/或在说明书中作相应说明。

作为抑制剂/诱导剂：

——如果不是抑制剂/诱导剂→停止研究并在说明书中作相应说明。

——如果是抑制剂/诱导剂→进行体内研究，调整剂量和/或在说明书中作相应说明。

表 5.12　人体内 P450 同工酶的口服底物（针对特定酶的 f_m）、抑制剂及诱导剂

P450 同工酶	底物（f_m）	抑制剂	诱导剂
CYP1A2	茶碱（theophylline）、咖啡因（caffeine）	氟伏沙明（fluvoxamine）	香烟
CYP2B6	依非韦伦（efavirenz）	氯吡格雷（clopidogrel）	利福平（rifampin）
CYP2C8	瑞格列奈（repaglinide）（0.49[a]）、罗格列酮（rosiglitazone）（0.5[a]）	吉非罗齐（gemfibrozil）	利福平（rifampin）
CYP2C9	华法林（warfarin）（0.85[b]）、甲苯磺丁脲（tolbutamide）（0.85[b]）	氟康唑（fluconazole）、胺碘酮（amiodarone）	利福平（rifampin）
CYP2C19	奥美拉唑（omeprazole）、埃索美拉唑（esomeprazole）、兰索拉唑（lansoprazole）、泮托拉唑（pantoprazole）	奥美拉唑（omeprazole）、氟伏沙明（fluvoxamine）、吗氯贝胺（moclobemide）	利福平（rifampin）
CYP2D6	地昔帕明（desipramine）（0.97[c]、0.877[d]）、右美沙芬（dextromethorphan）、阿托西汀（atomoxetine）	帕罗西汀（paroxetine）、奎尼丁（quinidine）、氟西汀（fluoxetine）	无诱导剂
CYP2E1	氯唑沙宗（chlorzoxazone）	双硫仑（disulfiram）	乙醇（ethanol）
CYP3A	咪达唑仑（midazolam）（0.94[e]）、丁螺环酮（buspirone）（0.99[f]）、非洛地平（felodipine）（0.81[e]）、洛伐他汀（lovastatin）（0.9[g]、0.99[a]）、依立曲坦（eletriptan）、西地那非（sildenafil）（0.9[h]）、辛伐他汀（simvastatin）（0.99[a]）、三唑仑（triazolam）（0.92[e]）	阿扎那韦（atazanavir）、克拉霉素（clarithromycin）、茚地那韦（indinavir）、伊曲康唑（itraconazole）、酮康唑（ketoconazole）、奈法唑酮（nefazodone）、奈非那韦（nelfinavir）、利托那韦（ritonavir）、沙奎那韦（saquinavir）、泰利霉素（telithromycin）	利福平（rifampin）、卡马西平（carbamazepine）

[a] Hinton LK et al.(2008) Pharm Res 25:1063-74。

[b] Miners JO, Birkett DJ(1998) Br J Clin Pharmacol 45:525-538。

[c] Rowland YK et al.(2004) Drug Metab Dispos 32:1522。

[d] Ito et al.(2005) Drug Metab Dispos 33:837-844。

[e] Brown HS et al.(2005) Br J Clin Pharmacol 60(5):508-18。

[f] Galetin A et al.(2006) Drug Metab Dispos 34:166-75。

[g] Shitara Y, Sugiyama Y(2006) Pharmacol Ther 112:71-105。

[h] Houston, Galetin (2008) Current Drug Metab (2008) 9:940-951。

参考文献

Cheng YC, Prusoff WH (1973) Relationship between the inhibition constant (&) and the concentration of inhibitor which causes 50 percent inhibition (iso) of an enzymatic reaction. Biochem Pharmacol 22: 3099-3108

FDA Draft Guidance for Industry on Drug Interaction Studies-Study design, data analysis, and implication for dosing and labeling. September 2006

Kanamitsu SI, Ito K, Sugiyama Y (2000) Quantitive prediction of in vivo drug-drug interactions from in vitro data based on physiological pharmacokinetics: use of maximum unbound concentration of inhibitor at the inlet to the liver. Pharm Res 17: 336-343

Mayhew BS, Jones DR, Hall SD (2000) An in vitro model for predicting in vivo inhibition of cytochrome P450 metabolic intermediate complex formation. Drug Metab Dispos 28: 1031-1037

McGinnity DF, Berry AJ, Kenny JR, Grime K, Riley RJ (2006) Evaluation of time-dependent cytochrome P450 inhibition using cultured human hepatocytes. Drug Metab Dispos 34: 1291-1300

Obach RS, Walsky RL, Venkatakrishnan K, Gaman EA, Houston JB, Tremaine LM (2006) The utility of in vitro cytochrome P450 inhibition data in the prediction of drug-drug interactions. J Pharmacol Exp Ther 316: 336-348

Obach RS, Walsky RL, Venkatakrishnan K (2007) Mechanism-based inactivation of human cytochrome P450 enzymes and the prediction of drug- drug interactions. Drug Metab Dispos 35: 246-255

Walsky RL, Obach RS (2004) Validated assays for human cytochrome P450 activities. Drug Metab Dispos 32: 647-660

Wang Y-H (2010) Confidence assessment of the Simcyp time-based approach and a static mathematical model in predicting clinical drug- drug interactions for mechanism-based CYP3A inhibitors. Drug Metab Dispos 38: 1094-1104

Yang J, Liao M, Shou M, Jamei M, Yeo KR, Tucker GT, Rostami-Hodjegan A (2008)Cytochrome P450 turnover: regulation of synthesis and degradation, methods for determining rates, and implications for the prediction of drug interactions. Curr Drug Metab 9: 384-393

Zhao P, Kunze KL, Lee CA (2005) Evaluation of time-dependent inactivation of CYP3A in cryopreserved human hepatocytes. Drug Metab Dispos 33: 853-861

扩展阅读

Cozza KL, Armstrong SC, Oesterheld JR (2003) Concise Guide to Drug Interaction Principles for Medical Practice: Cytochrome P450s, Ugts, PGlycoproteins, 2nd edn. American Psychiatric Publishing, Washington, DC

Kenny JR, McGinnity DF, Grime K, Riley RJ (2008) Utilizing of in vitro Cytochrome P450 inhibition data for projection clinical drug-drug interactions. Wiley, New York

Levy RH, Thummel KE, Trager WF (2000) Metabolic Drug Interactions. Lippincott Williams & Wilkins, Philadelphia METABOLISM-BASED DRUG INTERACTIONSRodrigues AD (2008) Drug-Drug Interactions, 2nd edn. Marcel Dekker, New York

Segel IH (1993) Enzyme Kinetics: Behavior and Analysis of Rapid Equilibrium and Steady-State Enzyme Systems. Wiley, New York

Walsky RL, Boldt SE (2008) In vitro cytochrome P450 inhibition and induction. Curr Drug Metab 9: 1-12

第6章

生物转化和生物活化

概要

代谢和生物转化这两个术语在本书中可以互换使用。如第 2 章所述，代谢是药物从体内清除的主要途径，通常会生成比母体药物极性更大的代谢产物。本章主要讨论代谢产物检测技术、生物活化及其代谢产物、代谢产物的安全性研究以及药物常见基团的代谢转化。

6.1　缩略语

DME	药物代谢酶
DBE	等效双键数
GSH	谷胱甘肽
GST	谷胱甘肽 *S*-转移酶
H/D	氢/氘
HAT	氢原子转移
ICH	国际人用药品注册技术协调会
LC	液相色谱
MIST	代谢产物安全性评价
MS	质谱
NADPH	还原型烟酰胺腺嘌呤二核苷酸磷酸
NAPQI	*N*-乙酰基对苯醌亚胺
NMR	核磁共振波谱法
P450	细胞色素 P450
PD	药效学
PK	药代动力学
SET	单电子转移
UV	紫外

6.2　生物转化概述

药物代谢酶（drug metabolizing enzymes，DME）介导生成的代谢物存在

如下几种情况：
- 多数情况下无靶标活性；
- 对靶标有活性（如氟西汀代谢生成去甲氟西汀），或产生脱靶效应；
- 产生毒性，如对乙酰氨基酚在高剂量下代谢生成 *N*-乙酰基对苯醌亚胺（*N*-acetyl-*p*-quinoneimine，NAPQI）；
- 生成原药，如前药转化为原药（5-氟尿嘧啶转化为三磷酸氟尿苷和三磷酸脱氧氟尿苷）。

6.3 代谢产物检测和鉴定

目前有多种分析工具可以对代谢产物进行检测和表征（Liu and Hop，2005）。LC-MS/MS 和 UV 吸收法较为常用，NMR 法使用较少。在第 8 章中，将会具体讨论代谢产物的质谱检测手段。

6.3.1 质谱数据（全扫描）

在全扫描模式中，分子离子的质量变化可用于确定母体化合物的改变（表6.1），再结合代谢物的来源等信息，基本可以确定母体化合物的整体结构变化。

表 6.1　常见的Ⅰ相和Ⅱ相生物转化以及高分辨率质谱中相应的质量变化

生物转化	分子式	质量变化/amu
脱羧（decarboxylation）	$-CO_2$	−43.9898
去乙基（deethylation）	$-C_2H_4$	−28.0313
氧化脱氯（oxidative dechlorination）	$+OH-Cl$	−17.9662
去甲基（demethylation）	$-CH_2$	−14.0157
脱氢（desaturation）	$-2H$	−2.0157
氧化脱氟（oxidative defluorination）	$+OH-F$	−1.9957
氧化脱氨基（oxidative deamination）	$+O-NH_3$	−1.0316
双键还原（double bond reduction）	$+2H$	2.0157
氧化脱氢（oxidation and desaturation）	$+O-2H$	13.9793
甲基化（methylation）	$+CH_2$	14.0157
羟基化（hydroxylation），氧化（oxide）	$+O$	15.9949
水解（hydrolysis）	$+H_2O$	18.0106
单氧化并甲基化（hydroxylation and methylation）	$+O+CH_2$	30.0106
双氧化（dihydrolylation）	$+2O$	31.9898

生物转化	分子式	质量变化/amu
乙酰化（acetylation）	$+COCH_3-H$	42.0106
甘氨酸结合（glycine conjugation）	$+NHCH_2CO_2H-OH$	58.0215
磺化（sulfonate conjugation）	$+SO_3$	79.9568
单氧化并硫酸结合（hydrolylation and sulfonation）	$+O+SO_3$	95.9517
牛磺酸结合（taurine conjugate）	$NHCH_2CH_2SO_3H-OH$	107.0041
N-乙酰半胱氨酸结合（N-acetylcysteine conjugate）［巯基酸（mercapturic acid）］	$SCH_2CH(CO_2H)$ $NHCOCH_3-H$	161.0147
葡萄糖醛酸结合（glucuronide conjugate）	$+C_6H_8O_6$	176.0321
谷胱甘肽（GSH）结合［glutathione（GSH）conjugate］	$+C_{10}H_{17}O_6N_3S-2H$	305.0682

实用小技巧：

● 同位素离子峰可用于识别代谢产物。例如，对于含有氯原子的母体分子，预期同位素离子峰的相对丰度为 M∶M+2 = 3∶1。因此，如果药物/代谢物中仍保留有氯原子，则会出现相同的同位素离子峰相对丰度（其他元素见表 8.6）。

● 高分辨率质谱可用于鉴定分子中的元素，并在许多情况下可以明确具体的代谢产物。例如，分子质量增加 14Da 可能是由于甲基化（$+CH_2$）或氧化脱氢（$+O-2H$）。在高分辨率质谱中，可以区分准确分子质量增加 14.0266Da［对于$+CH_2$ 为 12.0107+（2×1.0079）］和 13.9841Da［对于$+O-2H$ 为 15.9994-（2×1.0079）］之间的差异。

● 源内裂解形成的碎片离子可能会导致对分子离子的误判。例如，葡萄糖醛酸结合代谢物的源内裂解导致葡萄糖醛酸（-176Da）碎片断裂，使得苷元代谢产物的分子离子丰度增加。

● 当形成加合离子时，分子离子峰对应的不是[M+H]$^+$，而可能是[M+NH$_4$]$^+$（增加 17.0306amu）、[M+Na]$^+$（增加 21.9818amu）或[M+K]$^+$（增加 38.0904amu）。

● 了解代谢体系的来源有助于预测可能的代谢位点。例如，当使用的肝微粒体不含 UDPGA（即尿苷二磷酸葡萄糖醛酸）等辅因子时，将不会产生葡萄糖醛酸结合代谢物。

　　等效双键数（DBE，也称为不饱和度）是分子中双键或环的数量。计算方式如下：

$$DBE = 1 + C + N/2 - H/2$$

6.3.2　MS/MS 数据（子离子扫描）

子离子扫描的过程如下，首先在质谱的第一重四极杆锁定目标离子（大多数情况下是分子离子），然后在碰撞小室中进行碰撞解离，最后在质量分析器中检测碎片离子。有关子离子扫描的一些常见的中性丢失离子质量，请参见表 6.2。

表 6.2　子离子扫描中常见的中性丢失质量变化

质量变化/amu	丢失碎片
17.0265	NH_3
18.0106	H_2O
20.0062	HF
26.0157	C_2H_2
27.0109	HCN
27.9949, 28.0313	CO, C_2H_4
30.0106, 30.0470, 29.9980	CH_2O, C_2H_6, NO
32.0262	CH_3OH
33.9877	H_2S
35.9767, 37.9737	$H^{35}Cl$, $H^{37}Cl$
42.0106, 42.0470, 42.0344	CH_2CO, C_3H_6, C_2H_4N
43.0058, 43.0422	NHCO, C_2H_5N
43.9898	CO_2
46.0055	HCO_2H
56.0626	C_4H_8
60.0211	$C_2H_4O_2$
63.9619	SO_2
79.9262, 81.9241	$H^{79}Br$, $H^{81}Br$
127.9123	HI

6.3.2.1　氮规则

氮规则是代谢物鉴定过程中的一种便捷工具。如果化合物不含氮或含有偶数个氮原子，则其分子离子或碎片离子（$[M+H]^+$ 或 $[M-H]^-$）的质量数为奇数。如果化合物含奇数个氮原子，则分子离子质量数为偶数（表 6.3）。这个规则之所以成立，因为氮原子可以形成三个键并且原子质量（amu）为偶数。碳和氧原子形成偶数个键且原子质量（amu）为偶数，而氢原子形成奇数（一个）个键且原子质量（amu）为奇数。

表 6.3　氮规则

离子所含氮原子的个数	偶电子离子	奇电子离子
偶数个或无	奇数质量	偶数质量
奇数个	偶数质量	奇数质量

6.3.2.2　衍生化技术

衍生化是一种采用特定官能团对潜在位点进行修饰的技术（表 6.4）。从代谢物鉴定的角度来看，理想情况下，衍生化应为无需纯化的单一过程，且不要求实验者有丰富的合成化学技能。

表 6.4　用于辅助代谢物鉴定的常见衍生化反应

结构	反应	试剂
羧酸（carboxylic acid）	酯化	无水甲醇 +HCl 或重氮甲烷（TMS 重氮甲烷）
醛（aldehyde）	还原为醇	$LiAlH_4$ 或 $NaBH_4$
氮氧化物（N-oxide）	还原	$TiCl_3$
胺（amine）	乙酰化	醋酸酐（acetic anhydride）
苯酚（phenol）	乙酰化	醋酸酐（acetic anhydride）

6.3.2.3　氢/氘（H/D）交换

H/D 交换是化合物（或代谢产物）中的可交换氢原子被氘取代的反应，需通过在 D_2O（而不是 H_2O）中进行反应/孵育来实现。D_2O 纯度不需要 100%，质谱可以检测到含有可交换氢原子的分子离子和碎片离子的变化。注意，如果样品在含有 H_2O 的流动相中运行，则可交换氘原子很可能被替换回氢。为避免这种情况的发生，可以采用样品直接注入方式或在流动相中使用 D_2O。

6.4　代谢产物安全性评价（MIST）考虑事项

6.4.1　安全性评价指南中的代谢产物

药物的药代动力学（pharmacokinetic，PK）数据与其体内药效动力学（pharmacodynamic，PD）行为之间有时会出现脱节，这表明代谢产物可能有一定的药效和/或毒性。在这种情况下，可以在确定代谢产物结构的基础上合成代谢产物，进行体外活性测试。然而，代谢产物的体内毒理学研究并不常见，因为当母体化合物给药时，代谢产物在该毒理学物种体内是有一定的暴露量的。但是，代谢产物在人体的暴露量可能高于临床前毒理学研究中动物体内的暴露量。已有详细的流程图（图 6.1）以确保在临床前研究中获得足够的代谢产物信息，其源于 2008 年 FDA 和 2009 年 ICH 的代谢产物安全性评价（MIST）指导原则。

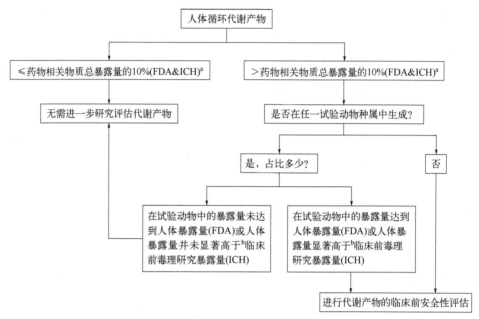

图 6.1　FDA 提出的代谢产物安全性评价（MIST）流程图，用于评估代谢产物在临床前种属中的暴露量是否能足够覆盖其在人体血浆中的暴露量。[译者注：[a] 最新的 FDA 指导原则（2020 年版）和 ICH 指导原则（2009 年版）一致，代谢物暴露量均和药物相关物质总暴露量比较；[b] 当动物中的暴露量为人体暴露量的 50% 以上时，一般认为对代谢产物的毒性表征是足够的。在某些情况下，当一个代谢产物占人体总暴露量的绝大部分时，动物中该代谢产物暴露量应超过人体（详见 ICH 指导原则）]

　　在稳态下，如果代谢产物低于母体药物全身暴露量的 10%（FDA 指导原则）或低于药物相关物质总暴露量（ICH 指导原则）的 10% [译者注：最新的 FDA 指导原则（2020 年版）已和 ICH 指导原则（2009 年版）一致，代谢产物暴露量均和药物相关物质总暴露量比较]，则无需进一步研究。当然，这两个标准之间存在很大差异，特别是当母体药物在药物相关总暴露量中所占比例相对较小时。在大多数情况下，ICH 指导原则更实用，但需要在已知药物相关总暴露量的情况下才能正确应用，这就需要使用放射性标记药物进行人体物质平衡研究。

如果代谢物占系统暴露量的 10%以上，需要通过非临床研究判断该代谢物在最大耐受剂量下动物体内的暴露量是否能超过其在最高临床剂量下的人体暴露量。最终评估需要使用放射性标记药物进行临床前和临床研究，以便能够量化代谢产物的绝对暴露量。然而，放射性标记药物通常到药物开发阶段的后期才会进行合成。

在没有放射性标记药物的情况下，可以采用以下实验（Walker et al.，2009）评估代谢物的可靠性：

（1）将来自临床前毒理学物种之一的最大耐受剂量下的血浆与空白人血浆按照体积比 1∶1 混合。

（2）将临床最高剂量下的人血浆与来自临床前毒理学物种之一的空白血浆按照体积比 1∶1 混合。

（3）从血浆样本中提取母体药物和代谢产物。

（4）LC-MS/MS 连续分析样品，获得母体药物和代谢产物的信息。

由于两个样品的基质相同，因此可以比较每种代谢物质谱信号的绝对丰度。这种方法的缺点是：①可能会遗漏非预期的代谢物；②由于母体药物和代谢产物可能具有不同的质谱响应，因此，确定代谢物是否占母体药物暴露量或药物相关总暴露量的 10%以上可能存在困难。

质谱法进行代谢产物相对定量的第二个缺点可以通过监测各分析物的紫外响应来尽可能规避，但紫外响应容易受到内源性物质的干扰。在没有放射性标记药物的情况下，定量 NMR 也是监测代谢产物的一种选择（Vishwanathan et al., 2009）。

AUC 混合法是一种将多个时间点的样本混合成单个样本的方法，其中母体药物及其代谢物的浓度可以代表各自的浓度-时间曲线的曲线下总面积（AUC）（Hop et al., 1998）。

$$AUC = C_{pool}(t_m - t_0)$$

式中，C_{pool} 为混合样本的浓度；t_m 为最后一个时间点；t_0 为给药时刻（通常为 $t_0=0$）。

混合样本的每个时间点的体积可通过以下方式获得：

$$v_0 : v_1 : v_2 \cdots v_j \cdots v_m = k\Delta t_0 : k\Delta t_1 : k\Delta t_2 \cdots k\Delta t_j \cdots k\Delta t_m$$

式中，v 为每个时间点的取样体积；k 为比例常数。

$$\Delta t_0 = t_1 - t_0, \ \Delta t_1 = t_2 - t_0, \ \Delta t_2 = t_3 - t_1 \cdots \Delta t_j$$
$$= t_{j+1} - t_{j-1} \cdots \Delta t_m = t_m - t_{m-1}$$

示例：如果在以下时间点采集 PK 样本，且 $k = 40$，则用于合并的各样本体积如下：

时间点(h)	0	0.25	0.5	1	2	4	8	24
Δt		0.25	0.5	0.75	1.5	4	6	20	16
v		10	20	30	60	160	240	800	640

AUC 混合法可以减少 PK 研究中用于生物分析的样本数量。这种方法可能对代谢研究更有价值，可用于确定动物体内母体药物及其代谢物的相对暴露量。

在对 MIST 指导原则进行解读时，必须考虑以下事项：

- 研究最好是在稳态下进行的，因为代谢产物的半衰期可能与母体药物的半衰期不同。
- 药理学和毒理学行为可能取决于游离药物的血浆暴露量，因此，应考虑母体药物和代谢产物之间血浆蛋白结合的差异。
- 该指导原则不要求两种临床前毒理研究的种属均生成足够暴露量的代谢产物。
- "某些代谢产物通常不会引起安全性问题（例如大多数谷胱甘肽结合物），不需要进行研究。"（ICH 指导原则，2009）。
- 即使代谢产物在临床前暴露量低于临床暴露量，使用该代谢产物进行临床前安全性研究也可能不现实或不切实际（例如，葡萄糖醛酸结合物）。
- "对于确实有安全性担忧的代谢产物（例如人体特有代谢产物），应根据具体情况具体分析的原则考虑进行非临床评价。"（ICH 指导原则，2009）。
- "本指南不适用于某些考虑风险-获益评估的癌症疗法。"（美国食品药品监督管理局指导原则，2008）。

6.5 生物活化概述

药物在其开发阶段的高损耗率给制药行业带来了不小的压力。在开发阶段大约有三分之一的化合物损耗是由临床前和临床毒性造成的，而且这个数字还在逐渐增加（Kola and Landis，2004）。PhRMA（译者注：PhRMA 为美国药品研究与制造商协会）等工业界组织已经采取了一些措施来解决这个问题；另外，一些新的研究，例如最近发表的关于寻找更具预测性的肾毒性标志物的研究（Ozer et al.，2010），也可能有助于解决这一问题。反应性代谢产物与某些毒性有关，但其与毒性之间的相关性比较复杂，而且在大多数情况下难以确定。由于肝脏中的药物和代谢酶浓度较高，所以肝脏通常是反应性代谢物的靶器官。一个公认的例证是对乙酰氨基酚在高剂量下生成代谢产物 *N*-乙酰对苯醌亚胺（NAPQI），该代谢产物会导致严重肝毒性。在谷胱甘肽（GSH）结合反应这一解毒途径被饱和以及细胞内 GSH 被耗尽后，NAPQI可与关键的细胞蛋白亲核物质反应并导致细胞坏死（图 6.2）。

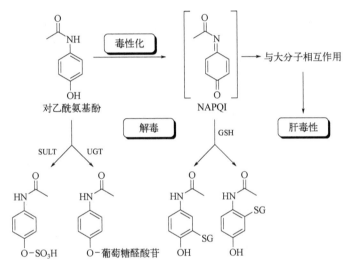

图 6.2　细胞色素 P450 介导的对乙酰氨基酚的生物活化过程

　　在有些案例中可能会观察到罕见和特质性的毒性，并可能导致如严重皮疹之类的副作用。特质性毒性的问题在于，它是罕见且不可预测的，因此可能无法在临床试验中观察到。此外，特质性毒性似乎没有剂量依赖性。最后，一些反应性代谢产物可以与遗传物质发生反应。

　　因为以上原因，大多数制药公司已经建立了测定候选药物生物活化的方法。反应性代谢物通常存在时间短，难以直接检测。因此，可以采用监测替代终点的分析方法：

● 用谷胱甘肽、氰化物、甲氧胺、氨基脲或其他亲核试剂捕获反应性代谢产物。

- 测定蛋白质共价结合的程度。
- 测定细胞色素 P450（P450）酶的时间依赖性抑制。
- 监测经反应性代谢物形成的后续稳定代谢物，例如检测由末端乙炔生成的羧酸。

特质性毒性（idiosyncratic toxicity）

特质性药物反应被定义为某物质的超敏反应，与药物的药理学靶点没有直接的联系。尽管其潜在机制通常未知，但毒理学反应似乎与直接的肝毒性和/或不良免疫反应有关。药物的特质性毒性反应特征如下：

（1）发生率低（例如，20000 名患者中仅出现了 1 例溴芬酸毒性反应）。

（2）患者间无统一反应。

（3）没有明确的剂量/暴露-反应关系。重复治疗后反应通常更明显，例如卡马西平引起的史蒂文斯-约翰逊综合征。需要注意的是，一些患者可能有发生此类药物反应的遗传倾向，例如可能携带特定人类白细胞抗原的患者。

"目前我们是假设大多数药物的特质性反应是由反应性代谢产物引起的，但由于大多数药物在某种程度上都会形成反应性代谢产物，所以我们仍无法预测哪些药物会与特异质反应高发生率有关。"（Uetrecht，2002）

6.5.1 反应性代谢产物的捕获

随着 LC-MS/MS 技术的进步,检测反应性代谢产物与亲核试剂（如 GSH、氰化物、甲氧基胺和氨基脲）的结合物，是切实可行的（图 6.3）。

6.5.1.1 GSH 结合物

GSH 结合物适用于检测软亲电子试剂，如迈克尔受体和环氧化物。筛选 GSH 结合物，可以使用以下方法：

- 在三重四极杆质谱仪上以正离子模式进行 129Da（谷氨酸）中性丢失扫描。
- 在三重四极杆质谱仪上以负离子模式进行 m/z 272 母离子扫描（Dieckhaus et al.，2005）。这种方法通常所受干扰较低。

当使用常规 GSH 和稳定同位素标记 GSH 的混合物时，GSH 结合物的检测更具有选择性（Yan and Caldwell，2004）。

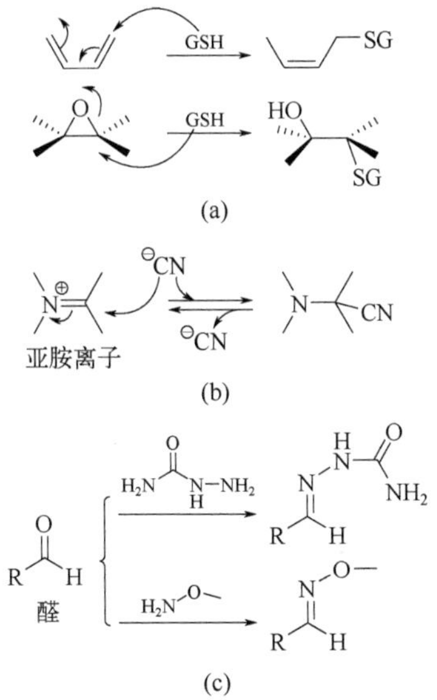

图 6.3 谷胱甘肽（GSH）、氰化物（CN⁻）、甲氧基胺和
氨基脲捕获反应性中间体的机制

6.5.1.2 GSH 类似物

LC-MS/MS 对 GSH 的检测通常是非定量的，而其他 GSH 捕获类似物，如 [³H]GSH（Thompson et al.，1995）和丹磺酰-GSH（Gan et al.，2009），可通过 LC-MS/MS 来实现定量检测。因为被捕获的 GSH 结合物通常只占总 GSH 结合物的一小部分，所以这些研究也存在一定的局限性。

此外，季铵型 GSH 类似物可生成更敏感的 GSH 加合物（Soglia et al.，2006）。需要注意的是，谷胱甘肽 S-转移酶（GST）不会催化 GSH 类似物的结合反应。

硫醇结合物与毒性的关系

人体内硫醇结合物总负荷（按日剂量进行校正）与药物产生的毒性之间可能存在一定的关系（Gan et al.，2009）。在该研究中，丹磺酰-GSH 可以用于结合物的定量分析。

6.5.1.3 氰化物结合物

氰化物结合适用于检测亚胺离子。氰化物结合物的筛选，可以使用以下方法：

- 使用三重四极杆质谱仪的正离子模式进行 27Da 中性丢失扫描（Argoti et al., 2005）。使用 CN⁻和稳定标记的 $^{13}C^{15}N^-$ 的混合物可以提高检测氰化物结合物的选择性。

6.5.1.4 甲氧胺结合物和氨基脲结合物

这类捕获试剂适用于醛基的捕获。在 MS/MS 自动数据采集的扫描模式下，没有可检测的明确的碎片结构。

6.5.2 与蛋白的共价结合

药物与内源性生物分子（如蛋白）之间的共价结合已经研究多年了，现已建立了高通量的方法进行筛选和评估（Day et al., 2005）。一些公司已将共价结合研究整合到药物发现阶段，虽然没有被广泛认可的临界值，但建议将 >50pmol/mg 蛋白作为阈值，超过该阈值后，不建议继续候选药物（Evans et al., 2004）的推进。如果有多个放射性标记化合物可用于评估结构-活性关系，可继续开发共价结合程度低或无共价结合的药物。然而，共价结合和毒性之间不存在明显的定量关系（Obach et al., 2008）。

6.5.3 P450 酶的时间依赖性抑制

反应性代谢物可以通过与酶的血红素基团或载脂蛋白进行共价结合从而使 P450 酶失活。在第 5 章已进行详细的介绍。

6.5.4 药物发现和开发阶段的生物活化评估

当观察到生物活化（定义为形成 GSH 或其他结合物、共价结合或 P450 酶时间依赖性抑制）现象时，应采取什么样的措施还存在一定的争议。很明显，共价结合可能是一种负担，但它不一定是一种阻碍。可以从以下几个方面进行考虑：
- 结合物形成、共价结合或 P450 酶时间依赖性抑制的程度。
- 并非所有体外观察到的问题都会转化到体内，因为体内可能存在可替代的和/或解毒的消除途径。例如，雷洛昔芬与人肝微粒体和还原型烟酰胺腺嘌呤二核苷酸磷酸（NADPH）在体外孵育可以产生 GSH 结合物和共价结合。但是，雷洛昔芬在体内主要在肠道和肝脏经葡萄糖醛酸结合代谢后被消除（Dalvie et al.，2008）。

● 低剂量和/或低全身暴露可以大大降低严重毒性产生的风险。

● 治疗的持续时间——应考虑在相对健康的患者中是短期治疗（例如抗生素）还是长期使用。

● 治疗领域——药物是用于治疗危及生命的疾病还是提高生活质量（例如减肥药）。

● 目标人群——某些患者人群可能比其他人群对生物活化更敏感。

● 新靶点或化合物最初的目的是否是实现同类最优。

● 种属差异——药物并非在所有种属中都以相同的方式代谢或排泄，生物活化可能是某一个种属所独有的。

尽管如此，生物活化研究可以提供有价值的机制性见解，可以被纳入到药物结构的优化策略中。

依法韦仑是一种用于治疗 HIV 的非核苷逆转录酶抑制剂，是生物活化研究在药物开发中发挥作用的经典案例（Mutlib et al.，2000）。依法韦仑可导致大鼠肾小管细胞严重坏死，但在猴身上没有发现。科学家们非常担心这种情况也会在人身上出现。然而，详细的代谢研究表明，种属之间的毒性差异是由于活性代谢物的产生和进一步代谢的差异造成的。大鼠体内产生了一种独特的 GSH 结合物，该结合物水解为半胱氨酸-甘氨酸结合物，最终产生毒性（图 6.4）。事实上，在该案例中，人类的代谢情况与猴更接近，所以在人身上没有观察到肾脏毒性。

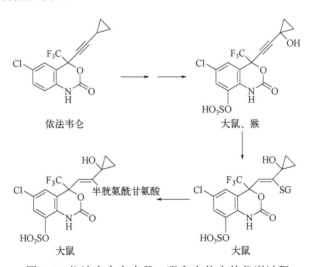

图 6.4　依法韦仑在大鼠、猴和人体内的代谢过程

最后，对生物活化的相关决定也受解决方案的难易程度的影响。当存在多个先导化合物系列时，其中一个或更多系列显示出生物活化的风险，应认真考虑这些先导化合物的后续开发。最实际的方法可能是直接避免开发具有生物活化结构特征的化合物（Kalgutkar and Soglia，2005）。

6.6　药物常见基团的生物转化/生物活化途径

以下描述了 DMEs 介导的 I 相和 II 相主要生物转化途径（图 6.5～图 6.15）。

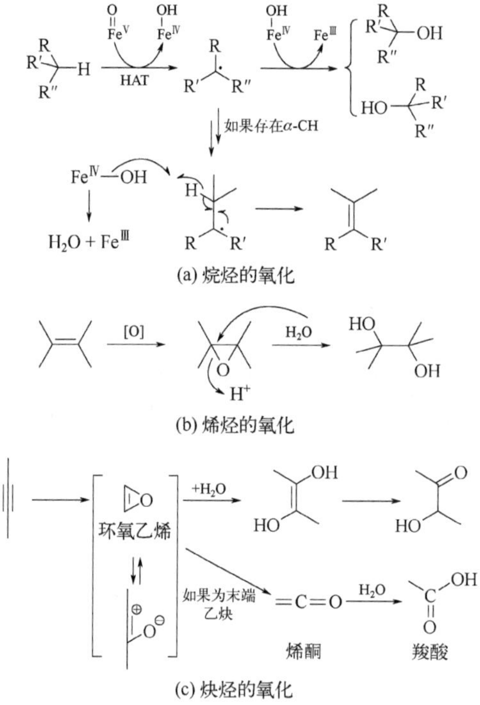

(a) 烷烃的氧化

(b) 烯烃的氧化

(c) 炔烃的氧化

图 6.5　烷烃、烯烃和炔烃的氧化

烷烃：由 P450 介导，碳原子通过氢原子转移进行氧化（HAT；均裂断键）形成碳自由基中间体，随后发生羟基自由基回迁反应。氧化位置的选择性：当上述碳自由基中间体是稳定的，反应所需的活化能下降。苄基的碳自由基通常最为稳定，其次是叔碳和仲碳 [苄基>烯丙基（有支链>无支链）>脂肪族（3>2>1）]。但是，这种关系并不总是成立，因为氧化还涉及其他因素，例如与酶的结合方向和相邻部位诱导氧化的倾向（例如烯丙基）。烯烃：由 P450 介导，烯烃氧化通过引入氧原子形成环氧化物。大多数环氧化物不稳定，但某些环氧化物，如卡马西平的 10,11-环氧结构是稳定的。环氧化物的稳定性取决于双键的电子云密度，电子云密度越高，环氧化物越稳定。随后可通过酶促反应（环氧化物水解酶）或非酶促反应介导氧化物开环形成二醇。二醇可以脱水形成酮或醛（通过烯醇中间体）。炔烃：由 P450 介导，炔烃氧化是通过形成环氧乙烯来进行的，环氧乙烯重排成酮并与亲核试剂反应生成酯和酰胺，或与水反应生成酸。末端炔烃也可以被氧化成酮自由基，通过与血红素的氮原子结合使 P450 酶失活

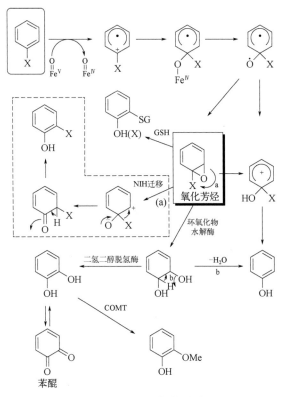

图 6.6 芳香环氧化反应

目前芳香环氧化反应存在多种机制。一种机制始于 SET，它形成苯环阳离子自由基，并受到 Fe^{IV}-O⁻的亲核攻击。另一种机制涉及环氧化合物的形成，类似于烯烃的氧化。形成的芳香族氧化物可通过两种方式重新排列，其中一种为 NIH 位移，其中 X 迁移到相邻的碳（X 可以为 CH$_3$、Cl、Br、F）。另外，芳香族氧化物也可以与 GSH（由 GST 催化）或水（由微粒体环氧化物水解酶催化）发生反应

NIH 位移是一种化学基团在氧化过程中发生分子内迁移的化学重排反应（图 6.6）。

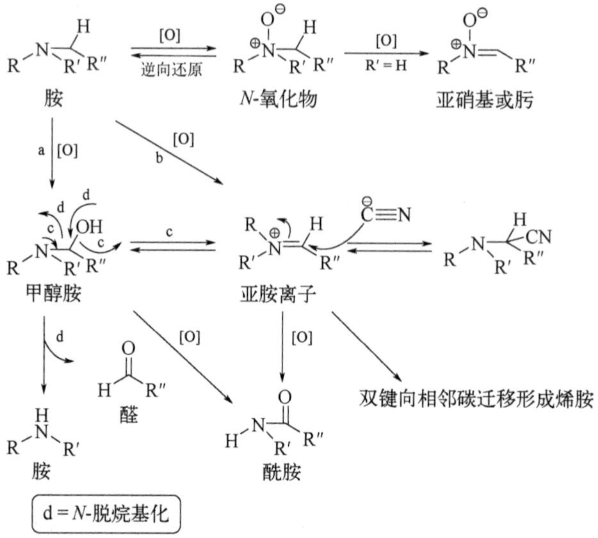

图 6.7 脂肪氮的代谢

胺可被氧化成几种不同类型的代谢物，先生成甲醇胺中间体，随后被代谢为 N-脱烷基化合物、N-氧化物、硝酮、肟、亚胺离子、酰胺和烯胺。对于 P450 介导的胺和酰胺的氧化，通常认为反应的第一步是 α-碳的氢原子转移（HAT），第二步是羟基自由基回迁

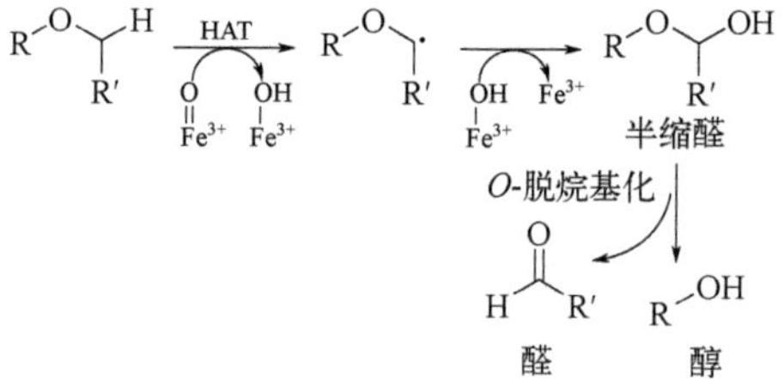

(a) 醚氧化

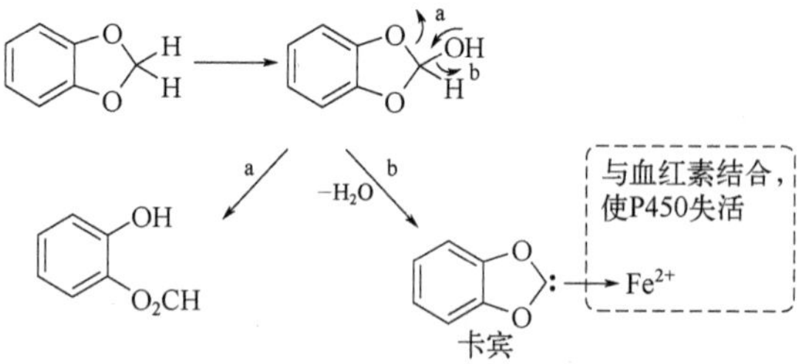

(b) 亚甲二氧基苯氧化

图 6.8 含氧化合物的代谢

醚类：由 P450 介导，醚氧化通过 HAT 将 α-碳氧化形成自由基，然后羟基自由基回迁，最终生成半缩醛并水解成醇和醛。亚甲二氧基苯：由 P450 介导，亚甲二氧基苯的氧化通过将亚甲基氧化成卡宾中间体（一种具有六个价电子的碳）进行。该中间产物与 P450 酶活性位点的血红素结合，导致 P450 酶失活

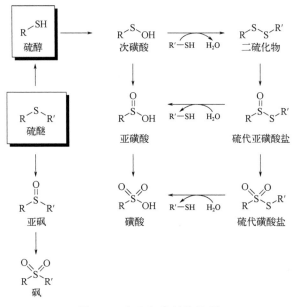

图 6.9　硫醇和硫醚的代谢

硫醚氧化生成 *S*-脱烷基产物（硫醇作为产物之一）。硫醚和硫醇都可以被氧化生成多种代谢产物。硫也可以被氧化成亚砜或砜

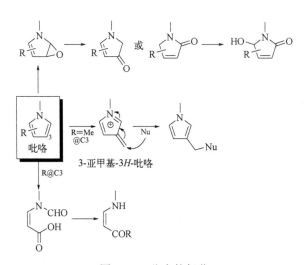

图 6.10　吡咯的氧化

吡咯通过环氧化反应生成多种氧化代谢产物。3-甲基吡咯（或 3-甲基吲哚）可通过甲基的 HAT 进行氧化，形成 3-亚甲基-3*H*-吡咯中间体。该中间体可与亲核试剂（如 GSH）反应形成稳定的结合物

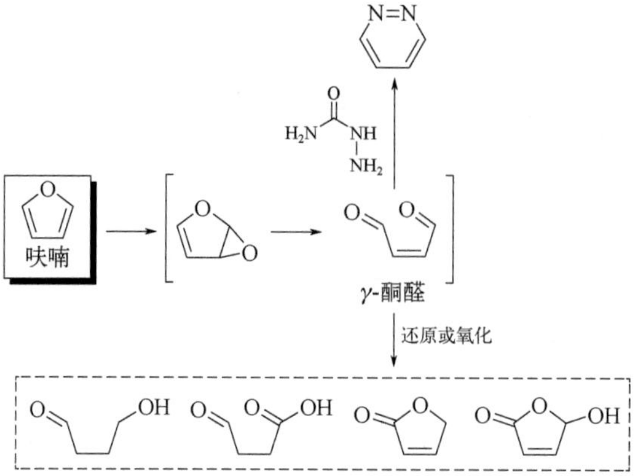

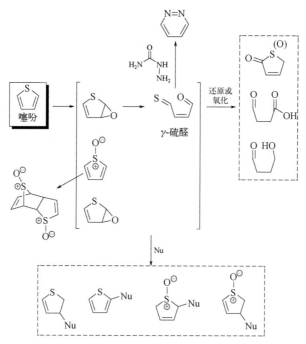

图 6.11　呋喃的氧化

P450 酶介导的呋喃氧化通过环氧化生成γ-酮醛。该反应性中间体可被氨基脲捕获，它也可以重排和/或进一步氧化或还原

图 6.12　噻吩氧化

噻吩氧化的三种机制是：环氧化、S-氧化物的生成和 S-Cl 的生成（仍未有 S-Cl 中间体存在的直接证据）。氨基脲可捕获环氧化物中间体形成哒嗪，这表明生成了γ-硫烯醛中间体。噻吩还可以重排和/或氧化或还原为多种稳定的代谢产物

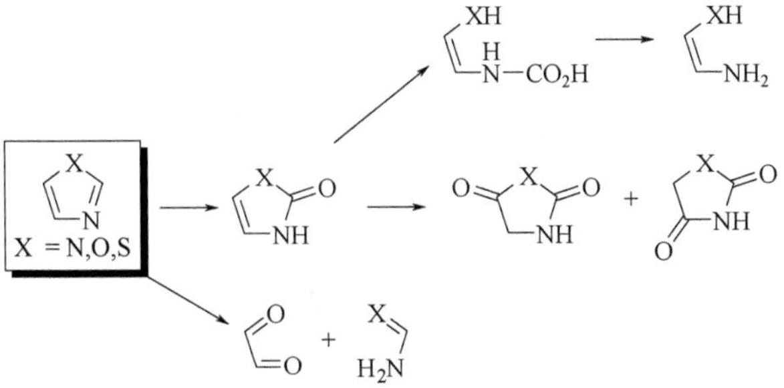

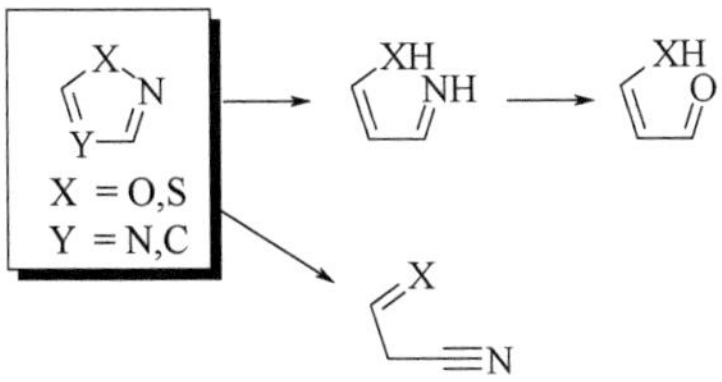

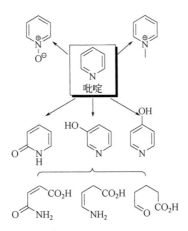

图 6.13　咪唑、噁唑和噻唑的氧化

1,3-类似物的氧化可产生多种氧化代谢物，包括形成开环产物。1,2-类似物可以被酶如 AO 还原形成开环产物（参见第 2 章）

图 6.14　吡啶氧化

除环氧化外，类似于芳香环氧化（见图 6.6），氮也可氧化形成 *N*-氧化物或 *N*-甲基化产物。多步骤氧化和还原可以产生开环产物，举例如上，更多在无氧和有氧条件下与微生物发生反应的例子已被报道出来（Kaiser et al.，1996）

反应	生物转化	Δ质量/amu
葡萄糖醛酸化	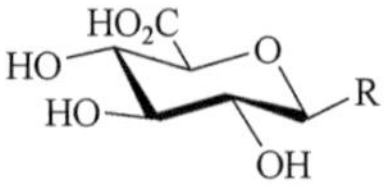	+176.0321
磺化	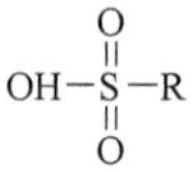	+79.9568
GSH结合	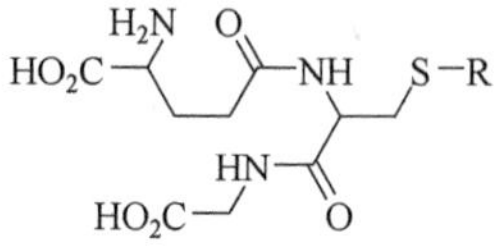	+305.0682
乙酰化	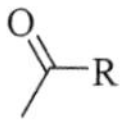	+42.0106
甲基化	H_3C—R	+14.0157
甘氨酸结合	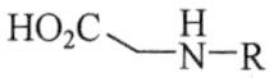	+73.0164
牛磺酸结合	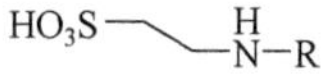	+122.9990

图 6.15 常见的结合反应

参考文献

Argoti D, Liang L, Conteh A et al (2005) Cyanide trapping of iminium ion reactive intermediates followed by detection and structure identification using liquid chromatography-tandem mass spectrometry (LC-MS/MS). Chem Res Toxicol 18: 1537

Dalvie D, Kang P, Zientek M et al (2008) Effect of intestinal glucuronidation in limiting hepatic exposure and bioactivation of raloxifene in humans and rats. Chem Res Toxicol 21: 2260-2271

Day SH, Mao A, White R et al (2005).A semi-automated method for measuring the potential for protein covalent binding in drug discovery. J Pharmacol Toxicol Meth 52: 278-285

Dieckhaus CM, Fernandez-Metzler CL, King R et al (2005) Negative ion tandem mass spectrometry for the detection of glutathione conjugates.Chem Res Toxicol 18: 630-638

Evans DC, Watt AP, Nicoll-Griffith DA et al (2004) Drug-protein adducts: An industry perspective on minimizing the potential for drug bioactivation in drug discovery and development. Chem Res Toxicol 17: 3-16

FDA (2008) US Food and Drug Administration guidance for industry: safety testing of drug metabolites. www.fda.gov/downloads/Drugs/GuidanceCompliance RegulatoryInformation/Guidances/ucm079266. pdf. Accessed 28 June 2010

Frederick CB, Obach RS (2010) Metabolites in safety testing: "MIST" for the clinical pharmacologist. Clin

Pharmacol Ther 87: 345-350

Gan J, Ran Q, He B et al (2009) In vitro screening of 50 highly prescribed drugs for thiol adduct formation: comparison of potential for drug-induced toxicity and extent of adduct formation. Chem Res Toxicol22: 690-698

Hop CECA, Wang Z, Chen Q et al (1998) Plasma-pooling methods to increase throughput for in vivo pharmacokinetic screening. J Pharm Sci 87: 901-903

ICH Expert Working Group (2009) ICH harmonised tripartite guideline: guidance on nonclinical safety studies for the conduct of human clinical trials and marketing authorization for pharmaceuticals M3(R2). http://www.ich.org/LOB/media/MEDIA5544.pdf. Accessed 28 June 2010

Ju C, Uetrecht JP (2002) Mechanism of idiosyncratic drug reactions: reactive metabolites formation, protein binding and the regulation of the immune system. Curr Drug Metab 3: 367-377

Kalgutkar AS, Soglia JR (2005).Minimising the potential for metabolic activation in drug discovery. Expert Opin Drug Metab Toxicol 1: 91-142

Kaiser J-P, Feng Y, Bollag J-M (1996) Microbial metabolism of pyridine, quinoline, acridine, and their derivatives under aerobic and anaerobic conditions. Microbiol Rev 60: 483-498

Kola I, Landis J (2004) Can the pharmaceutical industry reduce attrition rates? Nat Rev Drug Disc 3: 711-715

Liu DQ, Hop CECA (2005) Strategies for characterization of drug metabolites using liquid chromatography-tandem mass spectrometry in conjunction with chemical derivatization and on-line H/D exchange approaches. J Pharm Biomed Anal 37: 1-18

Mutlib AE, Gerson RJ, Meunier PC et al (2000) The species-dependent metabolism of efavirenz produces a nephrotoxic glutathione conjugate in rats. Toxicol Appl Pharmacol 169: 102-113

Obach RS, Kalgutkar AS, Soglia JR et al (2008) Can in vitro metabolism-dependent covalent binding data in liver microsomes distinguish hepatotoxic from nonhepatotoxic drugs?.Ananalysis of 18 drugs with consideration of intrinsic clearance and daily dose. Chem Res Toxicol 21: 1814-1822

Ozer JS, Dieterle F, Troth S et al (2010) A panel of urinary biomarkers to monito reversibility of renal injury and a serum marker with improved potential to assess renal function. Nat Biotechnol 28: 486-494

Roberts KM, Jones JP (2010) Anilinic N-oxides support cytochrome P450-mediated N-dealkylation through hydrogen-atom transfer. Chemistry16: 8096-8107

Soglia JR, Contillo LG, Kalgutkar AS et al (2006) A semiquantitative method for the determination of reactive metabolite conjugate levels in vitro utilizing liquid chromatography-tandem mass spectrometry and novel quaternary ammonium glutathione analogues. Chem Res Toxicol 19: 480-490

Testa B, Caldwell J (1994).The metabolism of drugs and other xenobiotics,Biochemistry of redox reactions (metabolism of drugs and other xenobiotics). Academic Press, San Diego, CA

Thompson DC, Perera K, London R (1995) Quinone methide formation from para isomers of methylphenol (cresol), ethylphenol, and isopropylphenol: relationship to toxicity. Chem Res Toxicol 8: 55-60

Uetrecht JP (2002).Preface,Curr Drug Metab 3: i-i(1)

Vishwanathan K, Babalola K, Wang J et al (2009) Obtaining exposures of metabolites in preclinical species through plasma pooling and quantitative NMR: addressing metabolites in Safety Testing (MIST) guidance without using radiolabeled compounds and chemically synthesized metabolite standards. Chem Res Toxicol 22: 311-322

Walker D, Brady J, Dalvie D et al (2009) A holistic strategy for characterizing the safety of metabolites through drug discovery and development.Chem Res Toxicol 22: 1653-1662

Yan Z, Caldwell GW (2004).Stable-isotope trapping and high-throughput screenings of reactive metabolites using the isotope MS signature. Anal Chem 76: 6835-6847

扩展阅读

见第 2 章。

第 **7** 章

人体药代动力学预测

概要

　　在筛选候选药物进入下一步人体临床试验的过程中，预测其在人体内药代动力学是一项非常有挑战性的工作。尽管目前已有大量可用的体外和体内方法学，成功的人体药代动力学预测仍存在诸多困难。本章概述了用以预测人体药代动力学的体外和体内方法。

7.1　缩略语及符号

ADME	吸收、分布、代谢和排泄
BrW	脑重
$CL_{肝}$	肝清除率
CL_{int}	固有清除率
CL_u	游离药物清除率
F	生物利用度
F_a	肠道吸收分数
F_g	未经肠道代谢的比例（译者注：亦可称为肠利用度）
F_h	未经肝脏代谢/清除的比例（译者注：亦可称为肝利用度）
f_u	全血或血浆中药物游离分数
f_{umic}	微粒体中游离药物分数
f_{ut}	组织中游离药物分数
HPGL	每克肝脏的肝细胞数
IVIVE	体外-体内外推法
K_m	米氏常数（即当酶促反应速率为最大反应速率一半时的底物浓度）
MLP	最长寿命
MPPGL	每克肝脏的微粒体蛋白含量
MRT	平均滞留时间
P450	细胞色素 P450
PBPK	基于生理学的药代动力学模型
PK	药代动力学

$P_{微粒体}$	孵育过程中的微粒体蛋白量
Q	肝血流速率
R_e/i	细胞外液（血浆除外）中结合蛋白与血浆中结合蛋白的比值
$t_{1/2(体外)}$	体外半衰期
V_d	分布容积
$V_{d,u}$	游离药物分布容积
V_e	细胞外液体积
$V_{孵育}$	孵育体积
V_{max}	最大代谢反应速率
V_p	血浆体积
V_r	剩余体液体积

7.2 基本概念

在药物发现阶段，DMPK 科学家的关键目标之一是预测药物在人体内的药代动力学和人体剂量，一般的概念和流程见图 7.1。其中三个最重要的参数分别为生物利用度（F）、清除率（CL；清除率对 F 值也有一定影响）和分布容积（V_d）。如第 3 章所述，F 由肠道吸收分数（F_a）、未经肠道代谢的比例（F_g）和未经肝脏代谢消除的比例（F_h）决定。其他药代动力学（PK）参数，如半衰期（$t_{1/2}$），可以从这些参数推导获得。预测这些参数的方法有很多，如表 7.1 所示。本章中后续部分将具体介绍这些最常用的方法。基于生理学的药代动力学模型（PBPK）可以通过一系列临床前体外和/或体内数据开展更为复杂的预测工作。

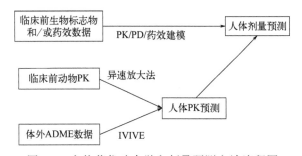

图 7.1 人体药代动力学和剂量预测方法流程图

ADME—吸收、分布、代谢和排泄；IVIVE—体外-体内外推法；PD—药效动力学；PK—药代动力学

表 7.1　用以预测人体药代动力学参数最常用的方法

药代动力学参数	方法
吸收分数	溶解度和溶出数据
	Caco-2、MDCK 细胞或 PAMPA 研究获得的体外渗透性数据
	临床前 PK 研究获得的 F_a
清除率	利用重组 P450 酶、微粒体或肝细胞数据进行体外-体内外推(有或无游离分数校正)
	异速放大法（有或无指数校正；有或无游离分数校正）
	单种属（异速）缩放（有或无游离分数校正）
	单种属肝脏血流速率法
	Tang 和 Mayersohn 法
分布容积	异速放大法（有或无游离分数校正）
	单种属缩放法（有或无游离分数校正）
	Oie-Tozer 方法

7.3　人体吸收分数的预测

药物吸收分数受其肠道溶解度和肠上皮细胞渗透性的影响。在吸收为溶解度限制性的情况下，溶解度和溶出速率研究可用以预测药物的吸收，这可由最大可吸收剂量（maximum absorbable dose，MAD）反映出来。注意还需要考虑人体的实际给药剂量。体外渗透性研究（包括 Caco-2、MDCK 细胞或PAMPA）可以很好地提供药物的固有渗透性，详见第 4 章。转运体的外排作用对药物的吸收分数有影响，但肠道转运体相对容易饱和。最后，临床前 PK数据可用于预测人体 F_a 和一级吸收速率常数（k_a）。吸收分数结合肠道代谢以及系统清除率可用于预测 F 值。

预测人体药物吸收的临床前模型

尽管猴可能是预测人体 F_h 的理想模型，但对于具有显著代谢的药物，猴的 $F_a \times F_g$ 通常比人的要小得多（Akabane et al., 2010）。这或许表明猴具有更强的肠道代谢能力，因为一项早期研究表明，猴的 F_a 与人体的 F_a 值具有良好的相关性（Chiou and Buehler, 2002）。

虽然犬也常被用于研究口服吸收，但犬的 F_a 通常大于人的 F_a（Chiou et al., 2000）。此外，人的 T_{max} 往往比犬更长。大鼠的 F_a 和人的相关性更强（Chiou and Barve, 1998）。

7.4 人体清除率的预测

清除率可以通过体外 ADME 数据或临床前动物 PK 数据预测获得。

7.4.1 体外-体内外推法

体外-体内外推是利用体外数据放大到体内器官清除率的过程。由于肝脏是参与外源性物质代谢的主要器官，本节将以肝脏作为目标器官进行重点讨论。体外-体内外推法的流程见图 7.2。

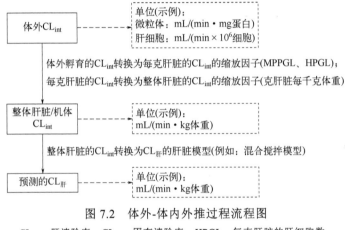

图 7.2 体外-体内外推过程流程图

$CL_{肝}$—肝清除率；CL_{int}—固有清除率；HPGL—每克肝脏的肝细胞数；
MPPGL—每克肝脏的微粒体蛋白量

如上所述，在本章中只讨论 $CL_{肝}$。对于通过肝脏以外的器官消除的药物和化合物，估算出的各器官清除率可以相加，然后得到全身总清除率的估算值。

7.4.2 通过体外方法确定固有清除率

固有代谢清除率（metabolic CL_{int}）是衡量肝细胞清除药物或化合物能力的参数，与其他外界因素如蛋白结合率和肝血流速率无关。可以用传统的酶促动力学测定方法或底物消耗的方法来测定 CL_{int}。

7.4.2.1 通过米氏（Michaelis-Menten）动力学参数确定固有清除率

代谢反应速率和底物浓度之间的关系见图7.3。

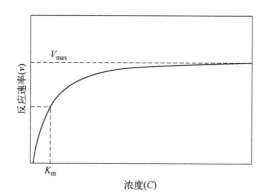

图 7.3　代谢反应速率（v）与底物浓度（C）关系图
K_m—米氏常数；V_{max}—最大代谢反应速率

米氏方程可以描述许多代谢反应，公式如下：

$$v = \frac{V_{max} \times C}{K_m + C} \qquad (7.1)$$

式中，v 为代谢反应速率；V_{max} 为最大代谢反应速率；K_m 为米氏常数（即当 $v = 1/2 V_{max}$ 时底物浓度）；C 为底物（即药物或化合物）的浓度。

米氏动力学参数可通过体外实验获得，但需要在孵育时间和微粒体蛋白浓度（采用微粒体孵育时）或肝细胞数（采用肝细胞孵育时）满足线性酶促反应的条件下开展。估算出米氏动力学参数后通过如式（7.2）可获得代谢 CL_{int}。

$$CL_{int} = \frac{V_{max}}{K_m + C} \text{ 或者 } CL_{int} = \frac{V_{max}}{K_m} \quad （在线性条件下，其中 C << K_m） \qquad (7.2)$$

由上述公式可知，当底物浓度高至 K_m 时，CL_{int} 是浓度相关的。对于大多数药物来说，其体内药物浓度与 CL_{int} 呈线性关系。体外实验估算出的 CL_{int} 单位为体积/(时间·mg 微粒体蛋白)［例如，μL/(min·mg 微粒体蛋白)］和体积/(时间·肝细胞数)［例如，μL/(min×10^6细胞)］。

用米氏动力学参数估算 CL_{int} 是很耗时耗力的。从图7.3可见，体外孵育必须在多个底物浓度下进行，才能很好地估算 V_{max} 和 K_m。另外，所监测的代谢反应必须是生成主要代谢产物的首要代谢途径,这样才能有一个准确的预测。另外,对于多个主要代谢途径均参与药物消除的情况,必须同时监测多个代谢途径中主要代谢物的生成速率,并对每个途径下的 CL_{int} 进行估算和加和,得到总 CL_{int}。也可以在一定的底物浓度范围内进行底物消除速率的测定,以估算总的表观 V_{max} 和 K_m。无论如何,采用米氏动力学参数方法都需要在较宽的底物浓度范围下进行孵育。由于这种 CL_{int} 估算方法需要耗费大量资源,在单底物浓度($C \ll K_m$)下监测底物消耗以实现对 CL_{int} 进行测定的方法已变得较为普遍。

7.4.2.2 单底物浓度消耗法测定固有清除率(体外半衰期法)

代谢 CL_{int} 可以用肝微粒体或肝细胞孵育实验获得的体外 $t_{1/2}$ 来估算。用这种方法,底物浓度必须小于 K_m。从体外 $t_{1/2}$ 估算 CL_{int} 的公式如下:

$$CL_{int} = \frac{0.693}{t_{1/2(体外)}}\left(\frac{V_{孵育}}{P_{微粒体}}\right) \tag{7.3}$$

式中, $t_{1/2(体外)}$ 为体外半衰期; $V_{孵育}$ 为孵育体积; $P_{微粒体}$ 为孵育过程中的微粒体蛋白量。

假如 $t_{1/2(体外)}$ 以 min 为单位, $V_{孵育}$ 以 μL 为单位, $P_{微粒体}$ 以 mg 为单位,那么 CL_{int} 就以 μL/(min·mg 微粒体蛋白)为单位。在进行体外-体内外推时,确认单位是非常重要的。

体外 $t_{1/2}$ 法也可以应用于肝细胞,在这种情况下, $P_{微粒体}$ 将被替换为"孵育体系中的肝细胞数量"。因为孵育中肝细胞的数量通常用"X × 10^6 个细胞"表示,上述示例中 CL_{int} 的单位则为 μL/(min × 10^6 细胞)。

> 采用体外 $t_{1/2}$ 法估算 CL_{int},实验中常用的底物浓度为 1μmol/L。

7.4.3　体外−体内外推法测定固有清除率的缩放因子

本节主要介绍通过体外孵育法获得的 CL_{int} 外推到整体肝脏或全身 CL_{int} 的缩放因子(表 7.2 和表 7.3)。

目前还未有猴的 MPPGL 和 HPGL 的分析,因此,采用人的数值作为代替(表 7.2)。

表 7.2　不同种属中微粒体和肝细胞的缩放因子

项目	人	大鼠	犬
MPPGL（每克肝脏的微粒体蛋白含量）/mg	32（95% CI：29～34）	61（95% CI：47～75）	55（95% CI：48～62）
HPGL（每克肝脏的肝细胞数）/×10⁶	99（95% CI：74～131）	163（95%CI：127～199）	169（95% CI：131～207）

注：1. CI 为置信区间。

　　2. 引用自 Smith et al.（2008）和 Barter et al.（2007）。

表 7.3　肝脏重量和肝脏缩放因子（克肝脏每千克体重）

种属（体重）	小鼠（0.02kg）	大鼠（0.25kg）	犬（10kg）	猴子（5kg）	人（70kg）
肝重/g	1.75	10.0	320	150	1800
肝脏缩放因子/(g/kg)	87.5	40	32	30	25.7

引用自 Davies and Morris（1993）。

7.4.4　肝脏药物清除模型

运用肝脏清除模型，例如充分搅拌模型（well-stirred model）、平行管模型（parallel tube model）或分散模型（dispersion model）可将整个肝脏或全身的 CL_{int} 转化为$CL_{肝}$，该方法需要将血流速率和血浆蛋白结合率等生理因素考虑在内。

目前还没有哪种模型被证明优于其他模型（Baranczewski et al.，2006）。因此，简单起见，仅将充分搅拌模型的方程介绍如下：

$$CL_{肝} = Q \frac{f_u CL_{int}}{f_u CL_{int} + Q} \tag{7.4}$$

式中，$CL_{肝}$ 为肝清除率；f_u 为药物游离分数；Q 为肝血流速率。

充分搅拌模型中涉及到的包括肝血流速率在内的参数细节在第 1 章有介绍。

体外-体内外推法通常可以采用从临床前动物实验获得的体内结果来验证基于体外 ADME 数据进行的预测是否准确。尽管该方法是有价值的，但药物在人体内的清除涉及的途径可能与临床前种属的截然不同，也使得这种"验证"的价值有一定的局限性。

微粒体蛋白结合的考量

对于碱性和中性药物或化合物，采用充分搅拌模型时通常不需要在计算中考虑 f_u。因为对于碱性和中性药物或化合物，f_u 可以与 f_{umic}（微粒体中的游离药物分数）相消（Obach，1999），考虑了 f_{umic} 后的充分搅拌模型方程如下：

$$CL_{肝} = Q \frac{f_u \dfrac{CL_{int}}{f_{umic}}}{f_u \dfrac{CL_{int}}{f_{umic}} + Q} \qquad (7.5)$$

与血浆蛋白结合相比，假设微粒体蛋白浓度相同，微粒体中的游离药物分数（f_{umic}）通常无种属差异（Zhang et al.，2010）。

利用药物的亲脂性估算 f_{umic} 的方程（Hallifax and Houston, 2006）如下：

$$f_{umic} = \frac{1}{1 + C \cdot 10^{0.072 \cdot \log \frac{P}{D^2} + 0.067 \cdot \log \frac{P}{D} - 1.126}}$$

式中，C 为微粒体蛋白浓度，单位为 mg/mL。

假如分子是碱性的（$pK_a > 7.4$），则 $\log P/D = \log P$，假如分子是酸性或中性化合物（$pK_a < 7.4$），$\log P/D = \log D_{7.4}$。

该方程也能扩展到包括肝细胞中游离分数的计算（Kilford et al., 2008）。

7.4.5 异速放大法

异速放大法最初是用于基于经验建立起来的动物体表面积与其体重之间的关系。

$$S = a \times W^{0.67} \qquad (7.6)$$

式中，S 为体表面积；a 为异速放大方程系数；W 为体重。

随后，异速放大法被用于定量地将形态学参数和生物学功能与体重关联起来，通用方程为：

$$Y = a \times W^b \qquad (7.7)$$

式中，Y 为形态参数或生物学功能；b 为异速放大方程的指数。

目前，基于临床前动物体内清除率数值，异速放大法被广泛用于预测人体清除率。

$$\mathrm{CL} = a \times W^b \ \text{或} \ \log(\mathrm{CL}) = \log(a) + b \times \log(W) \qquad （7.8）$$

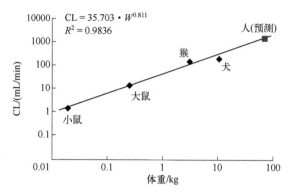

图 7.4　异速放大法预测人体清除率

示例见图 7.4，在这个方程中 CL 的单位是 mL/min，随后需要转换为 mL/(min·kg)。需要强调的是，假如不同种属有其不一样的清除机制，异速放大法的预测意义并不大。为了提高这些预测的准确度，研究界提出了几种不同类型的校正因子。相比标准异速放大法，含校正因子的方法可降低人体清除率的预测值。

最长寿命（MLP）校正法：

$$\mathrm{CL} \times \mathrm{MLP} = a \times W^b \qquad （7.9）$$

脑重（BrW）校正法：

$$\mathrm{CL} \times \mathrm{BrW} = a \times W^b \qquad （7.10）$$

具体应该使用哪个校正因子，"指数规则"建议如下：

$b < 0.7$　　　　　　　标准异速生长法

$0.7 \leqslant b < 1.0$　　　　MLP 校正

$b \geqslant 1.0$　　　　　　BrW 校正

一项全面的回顾性分析结果提示"没有任何一个校正因子能显著提高预测的准确性"（Nagilla and Ward, 2004）。

也有人提出了两种属异速放大法，Tang 等（2007）指出，这些方法与同样遵循"指数规则"的三种属异速放大法具有一样的预测性。

$$\mathrm{CL}_{人} = a_{大鼠-犬} \times W^{0.628} \qquad （7.11）$$

$$CL_{人} = a_{大鼠-猴} \times W^{0.650} \tag{7.12}$$

异速放大的公式也可以用于评估游离药物清除率（CL_u）：

$$CL_u = a \times W^b \tag{7.13}$$

$$CL_u = CL/f_u$$

式中，f_u 为血浆中药物游离分数。

最后，Tang 和 Mayersohn（2005）提出了"垂直异速放大法"来提高异速放大的预测准确度。先通过常规的异速放大法来确定 a 值（异速放大方程的系数），然后采用如下的公式计算人体清除率：

$$CL = 33.35 \times \left(\frac{a}{Rf_u}\right)^{0.77} \tag{7.14}$$

式中，a 为常规异速放大方程的系数。

$$Rf_u = \frac{f_{u,大鼠}}{f_{u,人}}$$

在应用异速放大法时，应考虑以下几个方面：

● 异速放大法是经验性的。

● 如果各种属的清除途径不同，异速放大法的价值并不大。

● 如果不同种属间的清除主要是肾脏介导，异速放大法可能是最有用的。

● 应考虑相关系数 R^2 值来评估预测的可信度。

● 如果估算的指数与 0.7 有显著差异（特别是<0.5 或>1.0），即表明存在显著的种属差异，其预测的可信度也会降低（Hu and Havton, 2001）。

● 临床前最低体重的种属（通常是小鼠或大鼠）和最高体重的种属（通常是犬）对采用异速放大法进行的人体预测影响最大。

尽管异速放大法已经取得了一定程度上的成功，但也有一些研究者指出，该方法并不比简单方法更具预测性，如单种属缩放法（Hosea et al., 2009）或单种属肝血流速率法（Nagilla and Ward, 2004；Ward and Smith, 2004）。

7.4.6 单种属缩放法

单种属缩放法是通过选择一种特定临床前种属并使用固定指数（通常为0.75）直接外推清除率，分为有无蛋白质结合率校正两种情况。前一种情况的方程为：

$$\mathrm{CL_{u,\text{人}}} = \mathrm{CL_{u,\text{动物}}} \times \left(\frac{W_{\text{人}}}{W_{\text{动物}}}\right)^{0.75} \tag{7.15}$$

对于哪种临床前动物模型最具预测性，目前研究界意见还不统一。Hosea等（2009）认为仅使用大鼠数据就可以很好地预测人体药代动力学特征，而大鼠数据的获取也比犬和/或猴子更容易。Tang 等（2007）也提出了其他单种属缩放预测 CL［单位为 mL/(min·kg)］的方法。

$$\mathrm{CL_{\text{人}}} = 0.152 \times \mathrm{CL_{\text{大鼠}}} \tag{7.16}$$

$$\mathrm{CL_{\text{人}}} = 0.410 \times \mathrm{CL_{\text{狗}}} \tag{7.17}$$

$$\mathrm{CL_{\text{人}}} = 0.407 \times \mathrm{CL_{\text{猴}}} \tag{7.18}$$

7.4.7 单种属肝血流速率法

根据人与临床前种属肝血流速率的占比情况，可以从动物的清除率预测人体清除率。Ward 和 Smith（2004）认为猴是最具预测性的种属。

$$\mathrm{CL_{\text{人}}} = \mathrm{CL_{\text{动物}}} \times (Q_{\text{人}} / Q_{\text{动物}}) \tag{7.19}$$

7.5 人体分布容积的预测

V_d 主要受理化参数影响，所以 V_d 的种属差异没有代谢清除率那么显著。因此，人体的 V_d 相对于 CL 更容易预测，各种方法之间的预测结果差异通常来说会比较有限，除非是 V_d 非常小或非常大。

7.5.1 异速放大法

异速放大法用于预测人体 V_d 取得了一定的成功。

$$V_d = a \times W^b \text{ 或 } \log(V_d) = \log(a) + b \times \log(W) \tag{7.20}$$

式中，a 为异速放大方程系数；b 为异速放大方程指数。

示例见图 7.5。这个方程中 V_d 的单位采用的是 mL 或 L，后续需要转换为 V_d 常用的单位 mL/kg 或 L/kg。一般不使用如 MLP 和 BrW 的校正因子。也有一些研究者提出，异速放大方程中应采用游离分布容积（$V_{d,u}$）这个参数：

$$V_{\mathrm{d,u}} = a \times W^{b} \tag{7.21}$$

$$V_{\mathrm{d,u}} = V_{\mathrm{d}} / f_{\mathrm{u}}$$

式中，f_{u} 为血浆中药物游离分数。

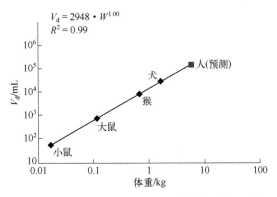

图 7.5 异速放大法预测人体分布容积的示例

7.5.2 单种属缩放

单种属缩放是基于各种属间 V_{d} 的相似性。有些研究者认为人体的 V_{d} 可采用与临床前种属完全相同的值，但通常会使用血浆游离分数作为校正因子来校正种属间血浆蛋白结合差异的影响。

$$V_{\mathrm{d,u,人}} = V_{\mathrm{d,u,动物}} \times (f_{\mathrm{u,人}} / f_{\mathrm{u,动物}}) \tag{7.22}$$

7.5.3 Oie-Tozer 法

在 Oie-Tozer 方法中，人体血浆游离分数和临床前动物种属的平均组织游离分数（假设等于人体组织中的游离分数），再结合合理的人体血浆和组织液的体积，可用于预测人体 V_{d}（Obach et al., 1997）。

$$V_{\mathrm{d,人}} = V_{\mathrm{p}} + (f_{\mathrm{u,人}} \times V_{\mathrm{e}}) + \left[(1 - f_{\mathrm{u,人}}) \times \left(\frac{R_{\mathrm{e}}}{i}\right) \times V_{\mathrm{p}}\right] + \left(V_{\mathrm{r}} \times \frac{f_{\mathrm{u,人}}}{f_{\mathrm{ut,各种属平均}}}\right) \tag{7.23}$$

式中，V_{p} 为血浆体积；V_{e} 为细胞外液体积；V_{r} 为剩余体液体积；R_{e}/i 为细胞外液（血浆除外）中结合蛋白与血浆中结合蛋白的比值；$f_{\mathrm{ut,各种属平均}}$ 为临床前动物种属的平均组织游离分数。

7.6　基于生理学的药代动力学模型

PBPK（physiologically based pharmacokinetic）模型提供了一个完整的框架来预测化合物在体内的处置过程和人体药代动力学特征。该概念将在第 10 章中详细描述。

采用经归一化的动物血药浓度曲线预测人体药代动力学特征

可采用经归一化的动物血药浓度曲线法来预测人体药代动力学曲线，包括 Wajima 作图法和 Dedrick 法。这些方法是基于如下假设：血药浓度和时间经合理归一化后，不同种属的血药浓度-时间曲线图是可重叠的。为方便进一步理解，下图比较了代表性的浓度-时间曲线图和 Wajima 图。每条线各代表了一种动物种属的浓度-时间曲线。

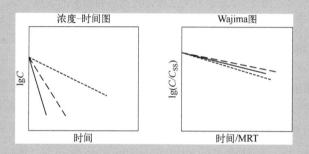

Wajima 作图法：浓度通过除以稳态浓度（C_{SS}，计算公式 C_{SS} = 剂量/V_{SS}）进行浓度归一化，时间除以平均滞留时间（MRT，计算公式为 V_{SS}/CL）进行时间归一化。将临床前各种属的曲线（即浓度/C_{SS}-时间/MRT 曲线）进行合成，得到预测的人体血药浓度-时间曲线（为归一化的血药浓度-时间曲线）。理想情况下，来自不同种属归一化后的浓度-时间曲线可相互重叠，人的曲线可以通过预测得到的 C_{SS} 和 MRT 对归一化的曲线进行反推得到。Wajima 作图法最初应用于具有小 V_d 值且在人体主要通过肾脏清除的抗生素类化合物。与 Dedrick 法相比，Wajima 作图法的一个明显优势在于，任何预测方法中获得的 CL 和 V_{SS} 都可以用于计算人 C_{SS} 和 MRT。与 Waiima 图示法相比，Dedrick 法利用异速放大原理将浓度和时间归一化。Wajima 作图法和 Dedrick 法的具体内容见 Waiima et al.（2004）和 Mahmood（2005）。

7.7 人体药代动力学预测的可信度

人体 PK 预测在临床前已被广泛应用，能帮助确认化合物是否可以进入下一步开发。在早期阶段，预测是基于有限的数据集（体外和啮齿动物体内的数据），目的通常是对化合物进行分类并确定是否值得做进一步的临床前研究。一旦有了更完整的数据集，就有可能使用不止一种方法去改进人体 PK 预测，但即使在这个阶段，预测也存在假设风险。人体药代动力学的早期预测仍然是一项极具挑战的工作。例如，最佳的清除率预测方法的成功率通常为 60%～80%（预测值在人体实测值的两倍以内可认为该预测成功）。通常，有更多的临床前数据并不能提高预测成功率，事实上，Beaumont 和 Smith（2009）评论道，"对于一个具有不确定人体药代动力学特征的化合物，大量临床前信息的产生，往往会使人体预测过程更混乱而不是更清晰"。最后，在仔细评估每个候选药物预测的 PK 特性时，必须充分考虑到该药物的其他特征和可能性（即体内药效、毒性等）。

参考文献

Akabane T, Tabata K, Kadono K et al (2010) A comparison of pharmacokinetics between humans and monkeys. Drug Metab Dispos 38: 308-316

Baranczewski P, Stanczak A, Sundberg K et al (2006) Introduction to in vitro estimation of metabolic stability and drug interactions of new chemical entities in drug discovery and development. Pharmacol Rep 58: 453-472

Barter ZE, Bayliss MK, Beaune PH et al (2007) Scaling factors for the extrapolation of in vivo metabolic drug clearance from in vitro data: reaching a consensus on values of human microsomal protein and hepatocellularity per gram of liver. Curr Drug Metab 8: 33-45

Beaumont K, Smith DA (2009) Does human pharmacokinetic prediction add significant value to compound selection in drug discovery research?Curr Opin Drug Disc Dev 12: 61-71

Chiou WL, Barve A (1998) Linear correlation of the fraction of oral dose absorbed of 64 drugs between humans and rats. Pharm Res 15: 1792-1795

Chiou WL, Jeong HY, Chung SM et al (2000) Evaluation of using dog as an animal model to study the fraction of oral dose absorbed of 43 drugs in humans. Pharm Res 17: 135-140

Chiou WL, Buehler PW (2002) Comparison of oral absorption and bioavailability of drugs between monkey and human. Pharm Res 19: 868-874

Davies B, Morris T (1993) Physiological parameters in laboratory animals and humans. Pharm Res 10: 1093-1095

Hallifax D, Houston JB (2006) Binding of drugs to hepatic microsomes: comment and assessment of current prediction methodology with recommendation for improvement. Drug Metab Dispos. 34: 724-726

Hu T-M, Hayton WL (2001) Allometric scaling of xenobiotic clearance: uncertainty versus universality. AAPS PharmSci 3: 1-14

Kilford PJ, Gertz M, Houston JB, Galetin A (2008) Hepatocellular binding of drugs: correction for unbound fraction in hepatocyte incubations using microsomal binding or drug lipophilicity data. Drug Metab Dispos.36: 1194-1197

Mahmood I (2005) Interspecies pharmacokinetic scaling: principles and application of allometric scaling. Pine House Publishers, Rockville,Maryland

Nagilla R, Ward KW (2004) A comprehensive analysis of the role of correction factors in the allometric predictivity of clearance from rat, dog, and monkey to humans. J Pharm Sci 93: 2522-2534

Obach RS, Baxter JG, Liston TE et al (1997) The prediction of human pharmacokinetic parameters from preclinical and in vitro metabolism data. J Pharmacol Exp Ther 283: 46-58

Obach RS (1999) Prediction of human clearance of twenty-nine drugs from hepatic microsomal intrinsic clearance data: an examination of in vitro half-life approach and nonspecific binding to microsomes. Drug Metab Dispos 27: 1350-1359

Smith R, Jones RD, Ballard PG et al (2008) Determination of microsome and hepatocyte scaling factors for in vitro/in vivo extrapolation in the rat and dog. Xenobiotica 38: 1386-1398

Tang H, MayersohnM(2005) A novel method for prediction of human drug clearance by allometric scaling. Drug Metab Dispos 33: 1297-1303

Tang H, Hussain A, Leal M et al (2007) Interspecies prediction of human drug clearance based on scaling data from one or two animal species.Drug Metab Dispos 35: 1886-1893

Wajima T, Yano Y, Fukumura K et al (2004) Prediction of human pharmacokinetic profile in animal scale up based on normalizing time course profiles. J Pharm Sci 93: 1890-1900

Ward KW, Smith BR (2004) A comprehensive quantitative and qualitative evaluation of extrapolation of intravenous pharmacokinetic parameters from rat, dog, and monkey to humans. I Clearance Drug Metab Dispos 32: 603-611

Zhang Y, Yao L, Lin J et al (2010) Lack of appreciable species differences in nonspecific microsomal binding. J Pharm Sci 99: 3620-3627

扩展阅读

De Buck SS, Mackie CE (2007) physiologically based approaches towards the prediction of pharmacokinetics: in vitro-in vivo extrapolation. Expert Opin Drug Metab Toxicol 3: 865-878

Houston JB, Carlile DJ (1997) Prediction of hepatic clearance from microsomes, hepatocytes and liver slices. Drug Metab Rev 29: 891-922

McGinnity DF, Collington J, Austin RP et al (2007) Evaluation of human pharmacokinetics, therapeutic dose and exposure predictions using marketed oral drugs. Curr Drug Metab 8: 463-479

Obach RS (2001) The prediction of human clearance from hepatic microsomal metabolism data. Curr Opin Drug Discov Devel 4: 36-44

Pelkonen O, Turpeinen M (2007) In vitro-in vivo extrapolation of hepatic clearance: biological tools, scaling factors, model assumptions and correct concentrations. Xenobiotica 37: 1066-1089

第 8 章

与 ADME 相关的生物分析进展

概要

生物分析在 ADME 科学中持续发挥着重要作用。大多数体外或体内研究都会包含定量或定性的生物分析工作，并以其分析结果为终点。本章概述了质谱技术在 ADME 科学中的应用，以及各类型仪器的优缺点。

8.1 缩略语

ADME	吸收、分布、代谢和排泄
APCI	大气压化学电离
API	大气压电离
APPI	大气压光电离
DART	实时直接分析
DBS	干血斑
DESI	解吸电喷雾电离
ESI	电喷雾电离
GC	气相色谱
GLP	良好实验室规范
HILIC	亲水作用液相色谱
HPLC	高效液相色谱
LC	液相色谱
MALDI	基质辅助激光解吸电离
MIM	多离子监测
MRM	多反应监测
MS	质谱
P450	细胞色素 P450
PD	药效动力学
PK	药代动力学
SIM	选择离子监测
SRM	选择反应监测
UHPLC	超高效液相色谱或超高压液相色谱

| UPLC | 超高效液相色谱 |
| UV | 紫外 |

8.2　基本概念

在药物发现和开发过程中，生物分析科学的进步对整个ADME（吸收、分布、代谢和排泄）学科的发展起到了关键作用。在 LC-MS（液相色谱-质谱）技术可用之前，大多数生物分析都采用 UV（紫外）分析。鉴于 UV 分析法的选择性和灵敏度有限，样品需要大量纯化工作和长时间的色谱梯度以提高选择性。因此，大多数分析仅限于测定药物水平，以支持毒理学和临床研究。20 世纪 90 年代初，LC-MS 的引入使得临床前 PK（药代动力学）和药效以及体外 ADME 研究中药物浓度水平的常规测定成为可能。

生物分析可细分为五个连续步骤：
- 样本采集
- 样本提取
- 色谱分离
- LC-MS 生物分析
  ——离子化
  ——一步或多步质量分析
  ——碎片化（若采用 MS/MS）
  ——检测
- 数据处理（本章节未讨论）

8.3　样本采集

体内研究中，在特定的时间点采集血液。啮齿类动物研究可使用可靠的自动采血装置。然而，犬和猴的 PK 研究仍然是手动采血。通常，对血液进行离心以获得用于分析的血浆。体外 ADME 研究，如在肝微粒体或肝细胞中开展的 P450（细胞色素 P450）抑制或代谢稳定性实验，通常使用带液体处理器的自动化装置，并在特定时间点采集样本。

8.4　样本提取

由于 LC-MS 设备的选择性和灵敏度，血浆和体外研究样本的提取通常仅需使用 96 孔或 384 孔板进行蛋白沉淀。如果要求低检测限或存在内源性成分的干扰，则可能需要采用具有更高选择性的提取方式，如液-液萃取和固相萃取。样本提取过程的详细步骤见表 8.1。

表 8.1　通过蛋白质沉淀、液-液萃取和固相萃取进行血浆样本提取的流程

步骤	血浆蛋白沉淀	液-液萃取	固相萃取
1	血浆	血浆	血浆
2	加入含内标的有机溶剂（如甲醇或乙腈）	加入内标	加入内标
3	涡旋混合	加入不混溶的有机溶剂（如乙酸乙酯）	用溶剂对固相萃取柱或96 孔板进行预处理
4	离心	涡旋	在吸附剂顶部加载血浆样品
5	转移上清	转移有机层	真空抽吸以去除液体
6	生物分析	蒸发有机层	另加入水或其他合适溶剂清洗吸附剂
7		使用与生物分析相容的少量溶剂对残留物复溶	使用强有机溶剂从吸附剂上洗脱分析物
8		涡旋混合	蒸发有机溶剂
9		生物分析	使用与生物分析相容的少量溶剂对残留物复溶
10			涡旋混合
11			生物分析

8.5　色谱分离

大多数分离都采用反相高效液相色谱（HPLC）。表 8.2 中列出了最常见的键合相类型。分析物先被 HPLC 色谱柱上的固相保留，再通过等度或梯度条件从色谱柱上洗脱下来。在等度条件下，洗脱液中有机溶剂和水的百分比是恒定的。等度条件下，如果色谱分离有限，通常会产生相对较宽的信号峰。若使用梯度洗脱，有机溶剂比例随着时间逐渐增加，将分析物从柱上洗脱出来，色谱分离度可以得到改善。使用颗粒直径小于 2μm 的色谱柱可改善色谱

分离，但会导致色谱反压力增加，且需要使用高压泵。这种技术被称为超高效液相色谱（UPLC）或超高效/高压液相色谱（UHPLC），其显著优势在于可明显缩短梯度时间且不影响色谱分离（Plumb et al., 2008）。一个有意思的替代方法是使用熔融核粒子。这些粒子有一个被一层多孔二氧化硅（约 0.5μm 厚）包裹的固态核（直径约 1.7μm）。该技术可提供与 UPLC 相似的色谱效率，但不需要高压泵。

表 8.2　最常用的 HPLC 柱键合相类型

相类型	举例
烷基	C_4、C_8、C_{18}、C_{30} 链
芳基	苯基
烷基或芳基氰基	
极性嵌入相	$C_{8/18}$ 氨基甲酸酯、$C_{8/18}$ 酰胺、$C_{8/18}$ 磺酰胺、其他极性基团
氟化相	氟烷基、氟苯基

亲水作用液相色谱（HILIC）是一种特殊类型的正相色谱，是常规反相色谱的替代方法，用于保留和分离高极性分析物。固定相具有很强的极性，有助于保留极性分析物。通过逐渐增加流动相中水的百分比来进行洗脱，分析物按照亲水性由弱到强顺序被洗脱下来，这与反相色谱完全相反。

8.6　LC-MS 生物分析

质谱生物分析的四个完整步骤是：

- 离子化
- 质量分析
- 碎片化（若采用 MS/MS）
- 检测

8.6.1　离子化

生物分析的第一步是溶剂的蒸发和分析物的离子化。两种最常用的离子化技术是电喷雾电离（ESI）和大气压化学电离（APCI）。ESI 和 ACPI 都属于大气压电离（API）。

8.6.1.1 电喷雾电离

在 ESI 中，HPLC 柱流出物从带有高正/负电压的毛细管中洗脱，结果产生了如图 8.1 所示的泰勒锥和带有过量正电荷或负电荷的小液滴。平行和/或逆流的加热干燥气体使液滴中溶剂蒸发，使其富含质子化（[M+H]$^+$）或去质子化（[M−H]$^-$）分析物离子。其后续过程仍然存在争议：一种解释是电离的分析物分子由于库伦排斥从带电液滴中排出；而另一种解释是，液滴由于库伦排斥而碎裂成更小的液滴，并且该过程持续进行直至留下单个电离分析物分子。

ESI 允许蛋白质或寡核苷酸之类的生物大分子电离，产生的离子携带多重电荷（例如[M+nH]$^{n+}$），降低了质荷比。而小分子通常带有单个电荷。

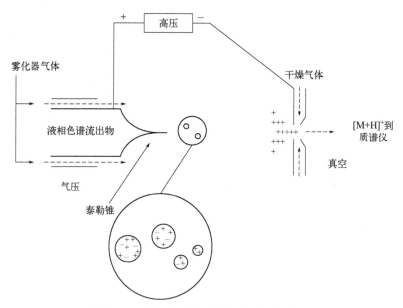

图 8.1 正离子模式下的电喷雾电离过程

8.6.1.2 大气压化学电离

在 APCI 中，柱流出物快速蒸发，其邻近的放电针可使溶剂生成试剂离子"云"，并通过质子转移将正电荷或负电荷转移到目标分析物。

关于该使用 APCI 还是 ESI 进行定量生物分析的问题一直存在争论，表 8.3 列出了 ESI 和 APCI 的一些优缺点。尽管如此，这两种电离技术都已成功应用于小分子药物的生物分析。

与传统的电离技术（如电子碰撞电离）相比，ESI 和 APCI 都与液相色谱兼容且被认为是温和的电离方法，即离子源中很少发生碎裂。因此，质子化的[M+H]⁺离子或去质子化的[M−H]⁻离子可被完整地转移到质谱仪的真空系统中进行分析。如果色谱柱流出物含有大量的钠或钾，也可以检测到[M+Na]⁺和/或[M+K]⁺。

其他离子化技术也有应用，但使用频率较低，例如大气压光电离（APPI）、解吸电喷雾电离（DESI）和实时直接分析（DART）。GC（气相色谱）-MS 结合电子碰撞电离仍然是挥发性分析物的首选分析方法。

表 8.3　电喷雾电离和大气压化学电离的优缺点

项目	ESI	APCI
优点	与液相色谱法兼容； 适合相对高极性的小分子和大分子的电离	与液相色谱法兼容； 适合非极性或中等极性小分子的电离
缺点	容易产生离子抑制效应，从而降低灵敏度和重现性； 中等极性分析物的电离减弱	温度敏感分析物可发生热降解

8.6.2　质量分析和碎片化

质谱仪根据带电离子的质荷比（m/z）对其进行分离。小分子通常仅带有一个电荷，因此，它们的质量和质荷比是相等的。随后的章节主要描述携带单一电荷的小分子的行为。多种类型的质谱仪均可供使用，每种类型都有其自身的优点和缺点。

8.6.2.1　MS 模式与 MS/MS 或 MSⁿ 模式的对比

在 MS 模式下，质谱仪可根据质量分离所有电离物质，这也为分析方法的选择性考量提供了除样品提取和色谱分离之外的第三个维度。但是，基质可能包含内源同量异位素干扰（即与分析物具有相同的 m/z 的离子）。可以通过改变样品提取方式或色谱分离来解决这个问题，但通过切换到 MS/MS 分析更容易解决这个问题。先由第一个质量分析仪选择目标分析物，并通过与惰性气体（例如氦气、氮气或氩气）碰撞进行碎片化，再经第二个质量分析仪根据其质荷比分离所有碎片离子。在 MS/MS 模式下，可获得用于代谢物鉴定的全扫描图谱或监测特定碎片离子用于定量生物分析。后一种方式被称为选择反应监测（SRM）；如果多个选择反应（例如分析物+内标或分析物+代谢物+内标物）被监测，也被称为多反应监测（MRM）。在 SRM 模式下，内源性干扰不太可能与分析物具有相同的 m/z 值，也不太可能与所监测的碎片离子具有相同的 m/z 值。选择性考量的这种第四维度可使得检测循环时间更短（每个样品 2min 或更少），因此提高了通量。使用离子阱仪器可以连续分离和碎裂离子，从而生成 MS^n 数据。表 8.4 总结了 MS 和 MS/MS 的优点和缺点。

表 8.4　MS 和 MS/MS 分析的优缺点

项目	MS 模式	MS/MS 模式
优点	易于使用	高选择性，低干扰可能性；短色谱柱通常足够满足
缺点	低选择性，高干扰可能性，要求长色谱柱	质谱仪的调谐需要更多的时间和专业知识；仪器价格更高

因此,选择一个可靠和灵敏的定量 LC-MS/MS 分析方法由以下因素决定：
- 样本提取
- 色谱分离
- 第一步质量选择
- 离子的碰撞诱导解离和第二步质量选择

8.6.2.2　单四极杆质谱仪

在单四极杆质谱仪中，离子在携带交流和直流电压组合的四根电极之间移动，这导致只有具有特定 m/z 的离子才能到达检测器，而其他离子则被偏转。通过扫描四极杆可以获得完整的质谱。另外，可以监测特定的质荷比，这称为选择离子监测（SIM）。可以按顺序监测多个 m/z［即多离子监测（MIM）］，以检测一个或多个分析物和内标物。

8.6.2.3　三重四极杆质谱仪

三重四极杆质谱仪是定量生物分析中应用最广泛的仪器。三重四极杆质谱仪由两组四极杆组成，中间由碰撞池隔开。通过第一个四极杆选择的离子被碎片化为结构特征性碎片离子，这些碎片离子在第二个四极杆中根据其质荷比进行分离。因其独特的扫描模式，三重四极杆质谱仪在代谢物鉴定方面也能发挥巨大的作用。恒定中性丢失扫描和母离子模式扫描的原理如图 8.2 所示。表 8.5 总结了单四极杆质谱和三重四极杆质谱分析的优缺点。

三重四极扫描模式

	电离		碎片化		检测
产物离子谱	ABC$^+$	→	A$^+$+BC	→	A$^+$
			AB+C$^+$	→	C$^+$
	ABD$^+$	→	A$^+$+BD	→	A$^+$
			AB+D$^+$	→	D$^+$
母离子谱	ABC$^+$	→	A$^+$+BC		A$^+$
			AB+C$^+$		
	ABD$^+$	→	A$^+$+BD		A$^+$
			AB+D$^+$		
恒定中性丢失谱	ABC$^+$		A$^+$+BC		C$^+$
			AB+C$^+$	→	
	ABD$^+$		A$^+$+BD	→	D$^+$
			AB+D$^+$		

图 8.2　三重四极杆质谱仪的子离子、母离子和恒定中性丢失扫描模式图示

表 8.5　单四极杆质谱和三重四极杆质谱分析的优缺点

项目	单四极杆质谱分析	三重四极杆质谱分析
优点	易于使用； 在 SIM 模式下非常灵敏	易于使用； 在 SRM 模式下非常灵敏； 选择性提高； 恒定中性丢失和母离子扫描可用于代谢物鉴定
缺点	仅能实现单位质量分辨率； 全扫描灵敏度有限； 选择性有限，可能影响灵敏度	仅能实现单位质量分辨率； 全扫描灵敏度有限

8.6.2.4　三维和线性离子阱质谱仪

三维和线性离子阱通过组合使用交流和直流电压来捕获离子。通过降低离子在阱内路径的稳定性，再将其由阱内弹射向探测器可获得其质谱。其持续分离和裂解离子的能力使得能够获取 MS^n 谱。在碎片离子的确切结构存在不确定性的情况下，上述功能使该类质谱仪对于代谢物鉴定非常有用。然而，离子阱不太常用于定量生物分析，因为离子阱无法实现 SIM 和 SRM，导致其灵敏度低于单四极杆质谱仪和三重四极杆质谱仪。

8.6.2.5　飞行时间质谱仪

飞行时间质谱仪的工作原理是所有离子在进入质谱仪时获得相同量的动

能（前提是它们都携带相同数量的电荷），并且它们的速度是其质量的函数。由于飞行管的长度是固定的，低质量离子具有较高的速度和较短的飞行时间，而高质量离子具有较低的速度和较长的飞行时间。其质量分辨能力可以实现测量离子的精确质量（在计算质量的 $5×10^{-6}～10×10^{-6}$ 范围内），而不是标称质量（单位质量分辨率）。表 8.6 提供了药物分子中常见原子的精确质量和同位素丰度。如果获得了未知物的精确质量，则能缩小其可能的分子式的数量，这使得该技术具有非常强大的代谢物鉴定能力。通常，飞行时间段前面会有一个四极杆和一个碰撞单元来实现 MS/MS 功能。

表 8.6　药物分子中常见的特定原子同位素的精确质量和丰度

原子	精确质量/amu	同位素丰度/%
^{1}H	1.0078	99.985
^{12}C	12.0000	98.9
^{13}C	13.0034	1.1
^{14}N	14.0031	99.6
^{16}O	15.9949	99.8
^{19}F	18.9984	100
^{32}S	31.9721	95.0
^{33}S	32.9715	0.8
^{34}S	33.9679	4.2
^{35}Cl	34.9689	75.5
^{37}Cl	36.9659	24.5
^{79}Br	78.9183	50.5
^{81}Br	80.9163	49.5

8.6.2.6　傅里叶变换质谱仪和轨道阱质谱仪

傅里叶变换质谱仪使用一种低温冷却的超导磁体来捕获离子。离子在磁体孔中的小室中循环，其频率表征其质量。通过监测复杂圆周运动的频率，可以获得分析物的精确质量（在计算质量的 $5×10^{-6}$ 范围内）。该设备的三维特性允许其获取 MS^n 谱。

轨道阱质谱仪是约 5 年前引入的（译者注：从原书的完成时间可推知此处时间约为 2006 年）。轨道阱由两个圆形电极组成，中间有一个小空间。施加在离子上的静电力由施加在离子上的离心力所平衡，从而产生稳定的离子圆周运动。轨道阱与傅里叶变换质谱仪一样可以进行精确的质量测定，但操作更简单。目前开发出来的质谱仪结构上，轨道阱之前有一个离子阱，因此也能够获取 MS^n 谱图。表 8.7 总结了三维和线性离子阱、飞行时间、傅里叶变换和轨道阱质谱仪的优缺点。

表 8.7　三维和线性离子阱质谱仪、飞行时间质谱仪、傅里叶变换质谱仪和轨道阱质谱仪的优缺点

项目	三维和线性离子阱质谱仪	飞行时间质谱仪	傅里叶变换和轨道阱质谱仪
优点	易于使用； 代谢产物鉴定的 MS^n 功能； 小型； 相对便宜	精确质量测定（在 $5\times10^{-6}\sim$ 10×10^{-6} 范围内）； 随着离子飞行长度的增加，全扫描 MS 和 MS/MS 模式的灵敏度将提高	精确质量测定（5×10^{-6} 范围内）； 代谢产物鉴定的 MS^n 功能
缺点	药物定量低灵敏度（无 SIM 和 SRM）； 代谢产物鉴定无恒定中性丢失和母离子扫描； 全扫描灵敏度有限； 单位质量分辨率低	药物定量低灵敏度（无 SIM 和 SRM）； 代谢产物鉴定无恒定中性丢失和母离子扫描； 操作困难	药物定量低灵敏度（无 SIM 和 SRM）； 代谢产物鉴定无恒定中性丢失和母离子扫描； 操作困难； 非常昂贵

8.7　应用

8.7.1　体外 ADME 研究的定量分析

定量生物分析是高通量获取体外 ADME 数据的基石，三重四极杆质谱仪最常用。在早期和后期药物发现阶段，以下体外 ADME 实验已整合到各项目的筛选流程中：

- 微粒体、S9、肝细胞或重组 P450 酶的代谢稳定性
- 竞争性 P450 抑制
- 基于机制或时间依赖性的 P450 抑制
- 血浆蛋白结合或药物与其他基质（如微粒体或脑组织）的结合
- 全血-血浆分配比
- Caco-2、MDCK 细胞或 PAMPA 的渗透率
- 药物在过表达 P-gp 或 BCRP 转运体的 MDCK 或 LLCPK 细胞中的外排比率

大多数这些研究不涉及绘制标准曲线以确定绝对浓度。通常采用 $t = 0$min 样品、−NADPH 样品或其他对照样品进行相对定量。这些实验在筛

选流程中的开展顺序和研究深度是由问题驱动的，因此，需因项目而异。然而，代谢稳定性和竞争性 P450 抑制通常是需首先进行分析的，最好与活性分析同时进行。为了提高这些体外 ADME 实验的通量，可以采用以下技术：

● 使用连接到单个质谱仪的多个平行色谱柱进行柱切换或多路复用（见图 8.3），可确保仅在分析物洗脱前后对柱流出物进行监测，从而允许单位时间分析更多样品。

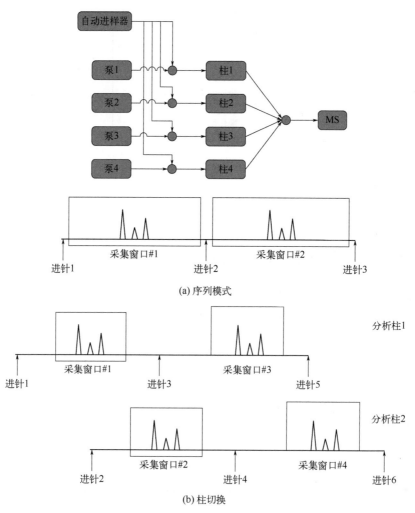

图 8.3 使用连接到单个质谱仪的多个平行色谱柱进行柱切换或多路复用

（a）包含四个平行 HPLC 柱系统的自动进样器、泵、HPLC 柱和质谱仪之间的连接示意图。（b）常规顺序模式（a）下的数据采集和使用具有两个平行 HPLC 柱的系统（b）进行的数据采集

● 采用 UPLC/UHPLC 并使用直径小于 2μm 的颗粒,增加了色谱分离和/或缩短了样品运行循环时间。

● 将多个样品混合并利用 MRM 运行模式,以实现对多个目标分析物的同时监测。

8.7.2 体内 ADME 研究的定量分析

LC-MS/MS 广泛用于生物基质中药物的生物分析,如体内研究中的血浆、血液、尿液和粪便。三重四极杆质谱仪在这方面功用最为强大,其在 MRM 模式下运行可以同时监测分析物、内标物和代谢物（如需要）。为了获得绝对药物浓度,可绘制标准曲线并与待测样品同批分析。单独配制的质控样品可提供分析可靠性的相关信息。对于支持药物发现阶段的研究,开发运行时间在 15min 以内的方法即可;但对于 GLP（良好实验室规范）毒理学和临床生物分析的方法则需要被充分验证（Vishwanathan et al.,2007;Savoie et al.,2010）。为了提高体内药代动力学筛选的通量,可以采用以下方法:

● 样本混合:将来自不同化合物的体内研究样本进行混合,并采用 MRM 模型进行监测。

● 盒式给药或“n-in-one”给药:给同一动物服用最多五种药物的混合物,并使用三重四极杆质谱仪在 MRM 模式下对所有药物进行定量。与该技术相关的风险是混合物中的一种药物可能会抑制另一种药物的代谢,这种风险可以通过减少剂量来降低。通常,一种已知的参考化合物被包含在混合物中以判断（尽管是粗略的）药物-药物相互作用的程度。

● 柱切换/多路复用:如图 8.3 所示,采用柱切换或多路复用的方式,可减少监测特定色谱柱流出物的时间。

样本混合和盒式给药的潜在缺点是分析复杂混合物,包含多种候选药物及其代谢物。因此,干扰的风险更加明显。通过避免使用与另一种化合物或其可能代谢物（例如,+16Da 或+32Da 代谢物）具有相同分子量的化合物,可以在一定程度上降低这种风险。

> 干血斑（DBS）分析长期以来一直用于新生儿血液取样以检测是否存在代谢紊乱。最近,DBS 分析与 LC-MS/MS 相结合,用于定量生物分析（Spooner et al.,2009）。该技术将少量血液（<100μL）沉积在吸水纸上,并使其彻底干燥。随后,从纸上打出一个小圆圈,将其转移到小瓶或 96 孔

板上，用有机溶剂萃取。提取物通过 LC-MS/MS 进行分析。DBS 分析所需血液量少，可实现小鼠血液的连续取样，并且在大鼠毒理学研究中无需设置平行 PK 组。它也有助于从儿科患者身上采集血液样本，样本运输不再需要干冰。

8.7.3 代谢产物鉴定

LC-MS/MS 是一种非常强大的代谢产物鉴定工具。在引入 LC-MS/MS 之前，很难获得代谢物的结构特征性数据，鉴定通常基于代谢物的色谱保留时间与真实标准品之间的相似性。尽管可能无法通过 LC-MS/MS 确定代谢物的确切结构，但这些信息可能足以让化学家解决下一代化合物中的特定代谢问题。在药物发现阶段的后期，通过 LC-MS/MS 鉴定代谢物可用于识别代谢途径与人类最相似的毒理学物种。这些研究通常采用肝微粒体、S9 或肝细胞。可以想象一下，某一代谢物可能是对药效有部分或全部贡献的成分。代谢物谱的研究可能有助于解决这种 PK-PD（药代动力学-药效动力学）脱节的问题。在开发阶段，需要更深入地了解药物的代谢途径，特别是进行详细的 LC-MS/MS 研究以解决药物代谢产物安全性试验（MIST）技术指导原则中代谢物相关的安全性问题（见第 6 章）。

MS/MS 谱的解析仍然很耗时。然而，精确的质量测定降低了代谢物可能的分子式数量和碎片离子的识别（见上文），使质谱解析变得更容易。有时，鉴定出确切的代谢位点是有可能的（例如，*N*-脱烷基化），但通常鉴定仅限于 Markush 结构，其中代谢修饰位点与分子的一部分相关（译者注：Markush 结构是由一个新颖的母体基团和可变取代基组成）。后者最常见于羟基化反应。为了获得明确的信息，可能需要分离代谢物并获得 NMR 数据。可用于辅助代谢物鉴定的其他工具包括：

- 化学衍生法
- 氢/氘交换
- 结构相关类似物的研究

最后，通过 LC-MS/MS 获得的代谢物谱仅是定性的。不同代谢物的电离效率差异很大，特别是（假如在正离子模式下）一个可增强电离的碱性中心已经通过代谢从候选药物结构中被去除 [可以使用纳米喷雾来减小电离效率的差异，但该技术通常可及性较低（Hop et al.，2005）]。定量信息可以通过分流并同时提取紫外数据来获得（尽管这种技术也不一定完全准确）。理想情况下，如果药物是放射性标记的，那么通过分流后的同时检测可以计算绝对放射性含量。

质量亏损过滤

所有分子都有特定的质量亏损，质量亏损反映了所有原子的精确质量和标称质量之间的差异（见表 8.6）。例如，莫格他唑（muraglitazar）（$[C_{29}H_{29}N_2O_7]^+$）的$[M+H]^+$离子的精确质量为 517.1967Da，质量亏损为 0.1967Da。大多数 I 相代谢物，特别是单羟基或二羟基代谢物，具有与母体化合物非常相似的质量亏损。因此，全扫描高分辨率质谱数据可以使用接近母体化合物的特定质量亏损窗口进行过滤（Zhang et al.，2007、2009）。请注意，II 相代谢物，如硫酸或葡萄糖醛酸结合物，会显著改变质量亏损，因此，需要使用不同的过滤设置以便于检测这些代谢物。

8.7.4　MALDI 组织成像

了解药物在组织中的分布有助于解释观察到的疗效或毒性现象。在进行人体物质平衡研究之前，可对啮齿类动物（或非啮齿类动物，若其更接近人体药代动力学）进行定量全身放射自显影（QWBA）研究，以确定药物相关物质是否在特定组织或器官中有存留。这项研究需用到放射性标记物质，但并不能区分母药和代谢物。后两个缺点可以通过基质辅助激光解吸电离成像来避免（MALDI；Cornett et al.，2008；Khatib Shahidi et al.，2006）。利用该技术，将含有紫外吸收剂基质的溶液喷洒在组织切片上。溶剂蒸发后，将组织转移到质谱仪的真空系统，以不连续方式对组织切片进行激光扫描。这种质量选择性检测技术允许同时检测母体化合物和代谢物，空间分辨率高达 30μm。

参考文献

Cornett DS, Frappier SL, Caprioli RM (2008) MALDI-FTICR imaging mass spectrometry of drugs and metabolites in tissue. Anal Chem 80:5648-5653

Hop CECA, Chen Y, Yu LJ (2005) Uniformity of ionization response of structurally diverse analytes using a chip-based nanoelectrospray ionization source. Rapid Commun Mass Spectrom 19:3139-3142

Khatib-Shahidi S, Andersson M, Herman JL et al (2006) Direct molecular analysis of whole-body animal tissue sections by imaging MALDI mass spectrometry. Anal Chem 78:6448-6456

Plumb RS, Potts WB Ⅲ, Rainville PD et al (2008) Addressing the analytical throughput challenges in ADME screening using ultra-performance liquid chromatography/tandem mass spectrometry methodologies. Rapid Commun Mass Spectrom 22:2139-2152

Savoie N, Garofolo F, Van Amsterdam P et al (2010) 2009 white paper on recent issues in regulated bioanalysis from the 3rd calibration and validation group workshop. Bioanalysis 2:53-68

Spooner N, Lad R, Barfield M (2009) Dried blood spots as a sample collection technique for the determination of pharmacokinetics in clinical studies: considerations for the validation of a quantitative bioanalytical method. Anal Chem 81:1557-1563

Vishwanathan CT, Bansal S, Booth B et al (2007) Quantitative bioanalytical methods validation and implementation: best practices for chromatographic and ligand binding assays. Pharm Res 24:1962-1973

Zhang D, Cheng PT, Zhang H (2007) Mass defect fifiltering on high resolution LC/MS data as a methodology for detecting metabolites with unpredictable structures: identifification of oxazole-ring opened metabolites of muraglitazar. Drug Metab Lett 1:287-292

Zhang H, Zhang D, Ray K et al (2009) Mass defect fifilter technique and its application to drug metabolite identifification by high resolution mass spectrometry. J Mass Spectrom 44:999-1016

扩展阅读

Chowdhury SK (2005) Identifification and quantifification of drugs, metabolites and metabolizing enzymes by LC-MS. Elsevier, Amsterdam, The Netherlands

Hop CECA (2006) LC-MS in drug disposition and metabolism. In: Caprioli RM (ed) The encyclopedia of mass spectrometry, vol 3. The Netherlands, Elsevier, Amsterdam, pp 233-274

Korfmacher WA (2010) Using mass spectrometry for drug metabolism studies, 2nd edn. CRC Press, Boca Raton, FL

Ramanathan R (2009) Mass spectrometry in drug metabolism and pharmacokinetics. Wiley, New York

第 9 章

ADME 性质及其对理化性质的依赖性

概要

化合物的吸收、分布、代谢和排泄（ADME）特性（如吸收、清除和分布容积）受其理化参数的强烈影响。研究界已开展了大量回顾性分析，用以识别出能产生良好 ADME 参数的化合物理化属性。这些特征属性应纳入到化合物设计中，以增加识别出具有更好 ADME 特性的化合物的机会。

9.1　缩略语

ADME	吸收、分布、代谢和排泄
BCS	生物药剂学分类系统
CNS	中枢神经系统
FaSSIF	禁食状态模拟肠液
FeSSIF	进食状态模拟肠液
HBA	氢键受体
HBD	氢键供体
iv	静脉注射
MV	分子体积
MW	分子量
po	口服
PSA	极性表面积
RB	可旋转键
SA	表面积
TPSA	拓扑极性表面积

9.2　基本概念

体内药代动力学参数，如吸收、分布、代谢和排泄，受药物理化性质的强烈影响。Lipinski 对 ADME 特征进行了最早的全面分析，得出了著名的"类药 5 规则"，该法则认为如出现以下情况，吸收不良的可能性会更大：

- 分子质量（MW）>500Da
- 氢键供体（HBDs）的数量>5（计算所有 NH 和 OH 基团的总和）
- log$P$>5
- 氢键受体（HBAs）的数量>10（计算所有 N 和 O 原子）

研究界已开展了诸多分析以考察物理化学参数对候选药物的影响。一些公司会选择不去开发那些违反了"类药 5 规则"中的一条或多条的化合物，但需注意的是，该规则的目的不是用来排除一些合成想法的。毕竟，也有一些成功药物在某种程度上是违反了"类药 5 规则"的，例如，阿托伐他汀、孟鲁司特和一些天然药物（如环孢霉素和紫杉醇）。该规则更倾向于引导合成化学的努力放在更可能产生具有优异 ADME 性质的药物这一方向上。表 9.1 简要总结了已上市口服药物相对于 Lipinski 的"类药 5 规则"的理化性质。

表 9.1　Ⅰ期临床阶段和已上市口服药物的平均理化性质与 Lipinski 的"类药 5 规则"的比较

理化性质	临床Ⅰ期口服药物	已上市口服药物	1983 年前上市的口服药物	1983～2002 年上市的口服药物	Lipinski 的"类药 5 规则"
MW/Da	423	337	331	377	≤500
clog$P$	2.6	2.5	2.3	2.5	≤5
clog$D_{7.4}$	1.3	1.0			
氢键供体数	2.5	2.1	1.8	1.8	≤5
氢键受体数	6.4	4.9	3.0	3.7	≤10
可旋转键数	7.8	5.9	5.0	6.4	
环数			2.6	2.9	

注：1. 数据来自 Wenlock et al. (2003) 和 Leeson and Davis (2004)。

2. clog$P$—化合物为电中性时计算的亲脂性；clog$D_{7.4}$—pH 值为 7.4 时计算的亲脂性；MW—分子质量。

表 9.1 还显示了一个事实，即从临床Ⅰ期到进入市场，口服药物的平均分子量呈稳步下降趋势。这种趋势也反映在氢键供体和氢键受体的数量上（同样的趋势也适用于从苗头化合物到先导化合物再到候选化合物）。然而，上市的 MW<350Da 的口服药物百分比从 1985 年的 60%～70%稳步下降到 2005 年的 30%～40%（Leeson and Springshorpe，2007），1983 年之前与 1983 年至 2002 年期间推出的药物分子量与氢键受体（HBAs）数和可旋转键（RBs）的数量之间存在着显著的统计学差异（见表 9.1）。需注意的是，非口服药物具有不同的理化性质。例如，与口服药物相比，注射药物的氢键供体、氢键受体和可旋转键数量更多，平均分子量更高，平均 clog$P$ 更低（Vieth et al.，2004）。

当然，ADME 性质也必须与化合物的其他特性如活性、选择性、毒性等相平衡。事实上，作用于不同靶点类型如离子通道、G 蛋白偶联受体、蛋白酶、激酶等的药物的平均理化性质存在着显著差异（Morphy，2006；Paolini et al.，2006）。对于某些靶点，例如基于干扰蛋白-蛋白相互作用的靶点，尤其不太可能完全遵循 "类药 5 规则"。此外，血脑屏障的存在使得中枢神经系统（CNS）药物的某些理化参数，如分子量、氢键受体数、可旋转键数以及拓扑极性表面积（TPSA）的阈值需要降低。口服中枢神经系统药物的理化性质如表 9.2 所示。

表 9.2　Ⅰ期临床阶段和已上市口服中枢神经系统药物的平均理化性质与符合 Lipinski 和 Pajouhseh 规则的中枢神经系统化合物的比较

理化性质	1983 年前上市的口服中枢神经系统药物	1983～2002 年上市的口服中枢神经系统药物	符合 Lipinski 规则的中枢神经系统化合物	符合 Pajouhseh 规则的中枢神经系统化合物
MW/Da	310	377	$\leqslant 400$	< 450
clog$P$	2.5	2.5	$\leqslant 5$	< 5
clog$D_{7.4}$				
氢键供体数	1.5	1.8	$\leqslant 3$	< 3
氢键受体数	2.1	3.7	$\leqslant 7$	< 7
可旋转键数	4.7	6.4		< 8
环数	2.9	2.9		
PSA/Å^2				60～90
PSA 所占百分数/%	16	21		
pK_a				7.5～10.5

注：1. 数据来自 Leeson 和 Davis (2004)和 Pajouhesh 和 Lenz (2005)。
2. PSA 为极性表面积。

需要重点记住的是，所用数据库的数据量及其特性可能会强烈影响化合物的理化和 ADME 性质之间的相关性结论。此外，许多参数之间并不是相互独立的，它们之间的相关性如表 9.3 所示。例如，如果 MW 增加，RBs 的数量通常也会增加；TPSA 与 N 和 O 原子的总数也存在相关性（Vieth et al.，2004）。因此，观察到的相关性可能只是偶然的，因为其他更为关键的特性已经发生了变化，而这实际上才是造成具有相关性的原因。最后，一些参数可能会影响一系列 ADME 特性，而一些参数可能只影响某一个参数。例如，HBDs 和 HBAs 的数量对吸收有显著影响，但对肠道和肝脏提取（即肠道和肝脏首过代谢）的影响较小（Varma et al.，2010）。

表 9.3　各种理化参数之间的相关系数

项目	MW	clog$P$	ON	OHNH	原子数	环数	可旋转键数	总 SA	PSA	HBA 数[*]	HBD 数[*]
MW		0.18	0.45	0.12	0.96	0.51	0.50	0.88	0.33	0.39	0.13
clog$P$	−0.03		−0.55	−0.40	0.23	0.20	0.09	0.33	−0.60	−0.51	−0.38
ON	0.82	−0.44		0.43	0.41	0.04	0.36	0.28	0.93	0.79	0.42
OHNH	0.66	−0.44	0.78		0.11	−0.07	0.12	0.06	0.54	0.34	0.99
原子数	0.97	0.01	0.82	0.65		0.59	0.49	0.92	0.28	0.32	0.12
环数	0.55	0.20	0.34	0.21	0.62		−0.29	0.38	−0.06	0.07	−0.05
可旋转键数	0.77	−0.10	0.72	0.62	0.77	0.16		0.70	0.25	0.17	0.11
总 SA	0.96	0.05	0.78	0.64	0.98	0.54	0.84		0.14	0.18	0.07
PSA	0.74	−0.53	0.96	0.82	0.72	0.24	0.67	0.68		0.81	0.53
HBA 数[*]	0.70	−0.46	0.87	0.64	0.67	0.26	0.54	0.62	0.88		0.32
HBD 数[*]	0.66	−0.42	0.77	1.00	0.66	0.22	0.62	0.64	0.81	0.62	

注：1. 1719 种已上市药物数据集的相关系数（r）显示在下对角线中，满足 10%～90% MW 覆盖率（196～563Da）的子集的 r 值显示在上对角线中。

2. 数据来源于 Vieth 等的研究（2004 年）。

3. ON—氧和氮原子的个数；OHNH—OH 和 NH 基团的数量；总 SA—总表面积。

* HBA 的定义与 ON 略有不同，HBD 的定义与 OHNH 略有不同。详情见 Vieth 等的研究（2004 年）。

影响 ADME 特性的理化参数包括分子量、pK_a、log$P$、log$D_{7.4}$、TPSA、TPSA 百分比、HBA 数、HBD 数、（芳香）环数、sp^3 碳原子数百分比、RB 数和溶解度。我们将重点关注化合物的这些理化参数与其 ADME 属性之间的相关性。而对于 ADME 特性的理化基础的详细解释超出了本书的范围。

9.3　分子质量

MW 的计算是很容易的，并且从 ADME 的角度来看其与化合物的 ADME 特性是非常相关的。详细的研究表明，渗透性随着分子质量的增加而降低，这一观察结果也使得 Lipinski 提出了潜在药物的分子质量阈值为 500 Da。然而，一些分子质量大于 500Da 的分子也可以被吸收。许多天然产物的分子质量大于 500Da，但有迹象表明，其中一些化合物的吸收可能是由摄取转运蛋白介导的。在某些情况下，可特意地增加分子质量（可能超过 500Da）例如通过前药策略来改善渗透性。例如，奥美沙坦酯是一种酯类前药，吸收良好，但其真正活性分子（即奥美沙坦）的二元离子吸收较差（图 9.1）。

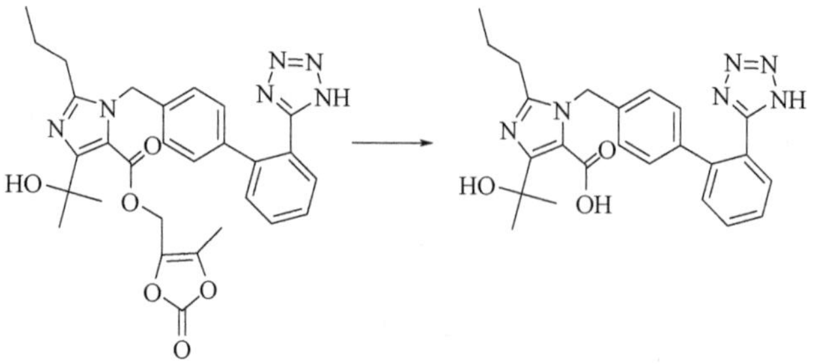

图 9.1 前药奥美沙坦转化为活性药物

分子质量也与清除率相关，但并不具严格意义上的相关性，清除率可随分子质量的增加而增加。原因可能很简单，即分子中代谢反应区域（也称为"软位点"）的数量随着分子质量的增加而增加。

有人认为，与分子质量相比，分子体积（molecular volume，MV）与口服吸收和组织分布的速率和程度更相关（Lobell et al.，2006）。MV 与 MW 的相关性可通过式（9.1）表示。

$$MV = MW/1.336 \qquad (9.1)$$

然而，卤素原子却有所不同，原因是其原子体积相对较小。为了体现这种影响，在计算含卤素药物的校正分子质量时，氟、氯、溴和碘应使用以下校正原子量值：5.2、19.2、26.3 和 37.4（Lobell et al.，2006）。（氟、氯、溴和碘的实际原子量分别为 19.0、35.5、79.9 和 126.9。）许多药物都含有多个卤素原子，如氟和氯，以提高其代谢稳定性和/或与靶点的相互作用，但这些药物的分子质量可能大于 500Da，因此违反了 Lipinski 的"类药 5 规则"。然而，如果使用卤素原子的校正原子量，药物的校正分子质量可能会显著降低，即可解释其良好的 ADME 特性。例如，胺碘酮含有两个碘原子，分子质量为 645Da，然而，其校正的分子质量为 466Da。（此外，胺碘酮的 $\log P$ 为 8.9，但 $\log D_{7.4}$ 却低至 3.4。）事实上，该化合物的 ADME 特性良好：生物利用度为 30%，清除率约为 2mL/(min·kg)（Chow，1996；Doggrell，2001）（图 9.2）。

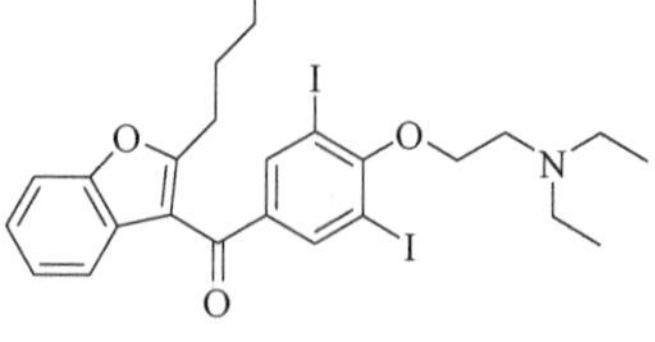

图 9.2 胺碘酮的结构

9.4 pK_a

药物的电离度取决于介质的 pH 值 [胃和前端小肠呈酸性，但全身（血液系统）接近 7.4] 和 pK_a。

对于酸性化合物：

$$AH + H_2O \rightleftharpoons A^- + H_3O^+ \tag{9.2}$$

$$pK_a = -\log([A^-][H_3O^+]/[AH]) \tag{9.3}$$

对于碱性化合物：

$$BH^+ + H_2O \rightleftharpoons B + H_3O^+ \tag{9.4}$$

$$pK_a = -\log([B][H_3O^+]/[BH^+]) \tag{9.5}$$

已知 $pH = -\log[H_3O]^+$，式（9.3）和式（9.5）可进行如下转换：

对于酸性化合物：

$$pH = pK_a + \log[A^-] - \log[AH] \tag{9.6}$$

对于碱性化合物：

$$pH = pK_a + \log[B] - \log[BH^+] \tag{9.7}$$

这些方程式表明，一般来说，酸性化合物（AH）在胃中是中性的，但在肠和血液中以共轭碱（A$^-$）形式为主。对于碱性化合物，在胃中以酸性形式（BH$^+$）为主，但在肠和血液中为中性（除非该化合物的 pK_a 显著大于 7.4），如表 9.4 所示。

表 9.4　具不同 pK_a 值的酸性、碱性化合物在 pH 7.4 下的电离度

pH 7.4 时的电离度			
酸性化合物		碱性化合物	
pK_a	电离度/%	pK_a	电离度/%
4.4	99.9	5.4	1
5.4	99	6.4	10
6.4	90	7.4	50
7.4	50	8.4	90
8.4	10	9.4	99
9.4	1	10.4	99.9

pK$_a$ 值对溶解度、药物吸收和分布的影响很大，原因是假定只有中性物质可以穿过亲脂性膜，如图 9.3 所示。与该理论相一致的是，由于在血浆中以阴离子形式为主，酸性化合物的分布容积往往较低（尽管这也受到血浆蛋白结合的影响）。相比之下，碱性化合物，如胺，往往具有较高的分布体积。这在很大程度上是由于化合物在细胞膜中滞留（由于与阴离子磷脂的作用）或酸性细胞器（如溶酶体）的捕获。

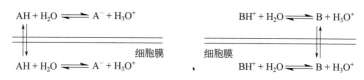

图 9.3　电离状态对酸性和碱性化合物膜通透性的影响

9.5　亲脂性

亲脂性反映了药物分子与非极性富脂介质的亲和力（这与优先驻留在水介质中的特性相反）。亲脂性通过测定缓冲水相和有机相（通常为正辛醇）之间的分配来进行测量，并用 log$P$ 或 log$D$ 表示。log$P$ 反映了化合物在中性状态下（即不带电）的分配情况；而 log$D$ 是在特定 pH 值下进行测量的，在该 pH 值下，一部分化合物分子可能为中性，其余带正电或负电，取决于 pH 值和 pK$_a$。

$$\log P = \log([化合物_{有机相}]/[化合物_{水相}]) \tag{9.8}$$

$$\log D_{pH} = \log([化合物_{有机相}]/[化合物_{水相}]) \tag{9.9}$$

Lipinski 的"类药 5 规则"包含有 log$P$，因为在高 log$P$ 值（>5）时，溶解度通常较差，这会妨碍化合物的吸收。另外，具高 log$P$ 值的化合物分子可能会滞留在细胞膜中，导致其无法穿过肠细胞。log$P$ 的计算较为容易（log$P$ 反映的是计算值）并且相对准确（误差通常为±1），而 logD_{pH} 的计算更为复杂，因为它需要先知道 pK$_a$。这也解释了为什么目前的重点是放在测定 log$P$ 上了。然而，从生理学角度来看，logD_{pH} 更相关。例如，依巴斯汀（ebastine），一种无镇静作用的 H1 抗组胺药，具有 6.9 的高 log$P$ 值，但其 log$D_{7.4}$ 却低至 4.6，原因是该药属于碱性胺类化合物，其在中性下部分电离。logD_{pH} 通常在 pH = 6.0～7.4 时测定，以模拟肠道的 pH 值（图 9.4）。

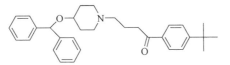

图 9.4　依巴斯汀的结构

$\log D_{7.4}$ 与吸收程度以及生物利用度之间似乎存在高斯或抛物线型关系（见图 9.5）。在 $\log D_{7.4}<0$ 时，化合物的溶解度良好，但跨膜渗透性差，导致其吸收受限。此外，代谢清除率通常有限，但肾清除率可能较高。相反，在 $\log D_{7.4}>5$ 时，化合物的膜渗透性足够高，但溶解度低，吸收也会显著降低。此外，$\log D_{7.4}>5$ 的化合物代谢清除率往往更高。这种效应因血浆蛋白结合增加而进一步加剧（即在高 $\log D_{7.4}$ 时，未结合药物清除率更大）。然而，这种效应似乎受到分子量的影响，例如，具有较好吸收和代谢稳定性的化合物，其 $\log D$ 范围在低分子量时比在高分子量时可以更宽（Johnson et al., 2009）。

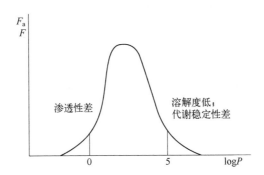

图 9.5　亲脂性与生物利用度/吸收分数之间的关系

血浆蛋白结合和组织结合随着 $\log P$ 和 $\log D_{7.4}$ 的增加而增加，因此，尽管化合物具有合适的膜渗透性，也可能导致其在作用部位的游离浓度相对较低。

最后，毒性与 $\text{clog}P$ 和 TPSA 之间存在相关性，例如，在 $\text{clog}P>3$ 和 TPSA$<75\text{Å}^2$ 的情况下，可观察到的毒性概率显著增加（Price et al., 2009）。这种效应可归因于非极性亲脂化合物的脱靶活性更强（Leeson and Springshorpe, 2007；Price et al., 2009）。

9.6　拓扑极性表面积

精确计算极性表面积（3D PSA）可能很耗时，因为它涉及计算三维结构和 PSA 本身。最简单、最快速的方法是计算 TPSA，其涉及对单个极性片段的贡献进行求和（Ertl et al., 2000）。尽管 TPSA 仅基于二维结构，但世界药物指数（World Drug Index）统计显示，对于 34810 个分子，3D PSA 和 TPSA 之间的相关性为 0.99。

如上所述，TPSA 是被动膜渗透性的一个重要参数，TPSA 超过 120Å^2 与不良吸收有关，超过 90Å^2 与不良脑渗透性有关，该效应可归因于极性化合物的膜渗透性降低。相反，非常低的 TPSA（$<50\text{Å}^2$）可导致肠和肝脏提取增加（Varma et al., 2010），增加脱靶活性的风险，并增加毒性（见上文；Price et al., 2009）。

9.7　氢键供体和受体的数量

为了便于计算，HBD 和 HBA 的数量通常分别等于所有 NH 和 OH 基团的总和以及所有 N 和 O 原子的总和。HBD 和 HBA 的数量与 TPSA 明确相关；并已得到确认，随着 HBD 和 HBA 数量的增加，渗透性和吸收降低。Varma 等（2010）根据含 309 种化合物的数据库以及人体 iv 和 po 数据得出，一旦 HBD 和 HBA 的数量超过 10，吸收分数就会显著降低，而肠和肝脏提取率则会随着 HBD 和 HBA 数量的增加而略有减少。对于中枢神经系统药物，需要重点了解的是，随着 HBD 数量的增加，P-糖蛋白介导的药物外排会显著增加（见表 9.2）。

9.8　（芳香）环数和 sp^3 碳原子数百分比

（芳香）环数量与溶解度、$\log P$ 和血浆蛋白结合显著相关，这些参数会影响化合物的 ADME 特性。例如，根据葛兰素史克（GlaxoSmithKline）公司的专利化合物库分析，80%含两个芳香环化合物的 $\log P<3$，而只有 17%含五个芳香环化合物的 $\log P<3$（Ritchie and Macdonald, 2009）。文章作者认为，含三个以上芳香环的化合物与化合物失败风险的增加有关，因此应避免。然而，碳芳环的影响似乎比杂芳环更明显（Ritchie et al., 2011）。同样，其他碳芳环的 sp^3 原子数与溶解度和熔点之间也有很强的相关性（Lovering et al., 2009）。此外，该研究还表明，从发现到上市，sp^3 原子的百分比稳步增加（由 36% 增至 47%）。

9.9 溶解度

很显然，溶解度对口服药物的吸收非常重要。然而，尽管该参数看起来很简单，但对它的理解仍是有些不足的，应该考虑以下几个方面。

（1）溶解度的测量有两种类型：动力学溶解度和热力学溶解度。动力学溶解度是通过将化合物溶解在有机溶剂（例如，二甲基亚砜）中并将其添加到水性缓冲液中来获得的。在动力学溶解度的测量中，已溶解化合物和析出固体（这可能并不是最稳定的晶型物）之间并未达到平衡。动力学溶解度的测量可能有助于评估常规体外药效和 ADME 实验中遇到的溶解度不足。然而，动力学溶解度与体内情况几乎没有相关性。热力学溶解度是通过将水性缓冲液直接添加到固态结晶物中，并等待一个相对较长的时间以使溶解物和固态物达到平衡而获得的。虽然热力学溶解度更相关，但它会消耗更多的物料，测量也很耗时。

（2）首个合成批的化合物通常为无定形态，通常溶解性更高。即使后续批次是结晶态的，也可能需要大量实验来鉴别出最稳定的晶型，另外，在化合物被指定用于后续进一步开发之前一般是不会进行最稳定晶型的确定工作的。通常，最稳定的晶型会有更高的熔点和更低的溶解度。

（3）溶解度取决于 pH 值。例如，中等碱性化合物在 pH = 1～2 时（如胃中 pH 值）可能具有较好的溶解度，但在肠道 pH 值下，其溶解度可能要低得多（参见图 9.6）。

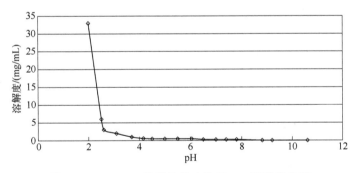

图 9.6　pK_a = 8.9 的碱性化合物的 pH 溶解度曲线

（4）溶解度也取决于基质，因此，热力学溶解度的测定通常在缓冲液、禁食状态模拟肠液（FaSSIF；pH ≈ 6.5）和进食状态模拟肠液（FeSSIF；pH ≈ 5）

中进行。例如，非洛地平（felodipine）在 FeSSIF 中的可溶性是在水中的 100 倍，并且在水中的溶解度不依赖于 pH 值。

（5）可以通过改变盐型、减小粒径或调整制剂处方（例如，添加辅料以提高亲脂性药物的溶解度）来改善药物的溶解性。这些方法可提高该化合物在胃中的溶解度，进而希望其在进入肠道并沿肠道行进时能保持在溶解状态。

（6）除了溶解程度，还应考虑溶解速率的重要性。溶出速率可在热力学溶解度实验中进行评估。

（7）溶解度和溶出速率受前述几个理化参数的影响，如 pK_a、亲脂性等。

（8）由于溶解度在很大程度上取决于晶体结构，目前还没有好的计算机模型可用于溶解度的准确计算。虽然可以预测有机小分子的晶体结构（Day et al., 2009），但这种预测需要进行大量计算，目前仅适用于正处于开发阶段化合物的多晶型物的预测。

较差的溶解度会对吸收产生负面影响，尤其是在渗透性为差到中等的情况下。在此需要考虑的一个关键参数是剂量的大小。在生物药剂学分类系统（BCS；见第 3 章）中，如果化合物在最大使用剂量下可溶解在 250mL 介质中，则认为该化合物具有高可溶性。还应考虑在毒理学研究中可能遇到的情况。溶解度可能与人体剂量的吸收呈正相关，但也可能由于溶解度差，希望通过充分增加暴露量以获得所需的治疗指数（therapeutic index）是无法实现的（译者注：因为溶解度差的状况下，化合物的暴露量很可能无法随着剂量的增加而成比例地增加）。

9.10 多参数优化

相对于仅关注单个参数，同时考察多个参数更具优势，最好是能对各个参数进行加权。该方法可基于在化合物合成前已通过计算获得的理化参数，但也可结合实际测定的参数（如酶和细胞活性、微粒体和肝细胞中的代谢稳定性、P450 抑制等），便于客观地去识别先导化合物及其系列。拜耳公司的科学家们提出了一个简单的评分系统，如表 9.5 所示（Lobell et al., 2006）。最终得分是各参数的得分总和，最佳得分为 0，最差为 10。作者展示，在含 812 种口服药物的数据库中，70%药物的得分为 2 或更低，而 13775 个经确认的高通量筛选苗头化合物的平均得分为 4.1。Segall 等（2009）提出了一种更为复杂的方法，该方法结合了概率评分，使得评分曲线中的参数具有不同的重要性，并考虑了每个数据点的不确定性，这对于能准确区分不同的化合物分子至关重要。

表 9.5　用于对苗头和先导化合物进行分类的简单评分算法

分数	溶解度/(mg/L)	clogP	MW校正/Da	PSA/Å²	RBs 的数量
0	≥50	≤3	≤400	≤120	≤7
1	10~50	3~5	400~500	120~140	8~10
2	<10	>5	>500	>140	≥11

尽管多参数优化是经验性的，但一直存在的两个争议点是单个参数的权重和用于参数组合的方法。对后者来说，最简单和最常见的方法是加法和乘法。一个化合物可能在大多数方面得分合理，但在某个特定参数得分却很低。这种情况下，如果将各单独得分相加，则该化合物可获得一个合理的最终得分（尽管在一个关键点上的得分可能很低）。然而，这种情况下如果将各单独得分相乘，最终得分将很小。

Wager 等对 CNS 药物的多参数优化也进行了探索（Wager et al., 2010），是因为这类药物的化学结构可变化余地更小。图 9.7 给出了 CNS 药物的六个参数的单独评分函数，即 clogP、clogD、MW、TPSA、HBD 数量和 pK_a。所有参数的权重相等，每个参数的最大值为 1，最终得分为所有六个参数得分的总和。

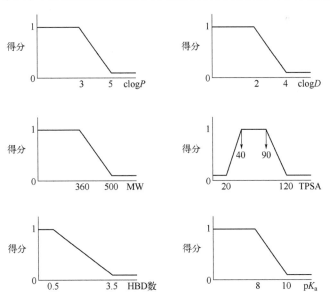

图 9.7　clogP、clogD、分子质量（MW）、拓扑极性表面积（TPSA）、氢键供体（HBDs）数和 pK_a 的评分函数示例，用于中枢神经系统（CNS）药物的多参数优化

参考文献

Chow MS (1996) Intravenous amiodarone: pharmacology, pharmacokinetics, and clinical use. Ann Pharmacother 30: 637-643

Day GM, Cooper TG, Cruz-Cabeza AJ et al (2009) Significant progress in predicting the crystal structures of small organic molecules-a report on the fourth blind test. Acta Cryst B65: 107-125

Doggrell SA (2001) Amiodarone-waxed and waned and waxed again. Expert Opin Pharacother 2: 1877-1890

Ertl P, Rohde B, Selzer P (2000) Fast calculation of molecular polar surface area as sum of fragment-based contributions and its application to the prediction of drug transport properties. J Med Chem 43: 3714-3717

Johnson TW, Dress KR, Edwards M (2009) Using the golden triangle to optimize clearance and oral absorption. Bioorg Med Chem Lett 19: 5560-5564

Leeson PD, Davis. AM (2004) Time-related differences in the physical property profiles of oral drugs. J Med Chem 47: 6338-6348

Leeson PD, Springthorpe P (2007). The influence of drug-like concepts on decision-making in medicinal chemistry. Nat Rev Drug Discov 6: 881-890

Lobell M, Hendrix M, Hinzen B et al (2006). In silico ADMET traffic lights as a tool for the prioritization of HTS hits. ChemMedChem 1: 1229-1236

Lovering F, Bikker J, Humblet C (2009) Escape from flatland: increasing saturation as an approach to improving clinical success. J Med Chem 52: 6752-6756

Morphy R (2006). The influence of target family and functional activity on the physicochemical properties of preclinical compounds. J Med Chem 49: 2969-2978

Pajouhesh H, Lenz GR (2005) Medicinal chemical properties of successful central nervous system drugs. NeuroRx 2: 541-553

Paolini GV, Shapland RHB, Van Hoorn WP et al (2006) Global mapping of pharmacological space. Nat Biotechnol 24: 805-815

Price DA, Blagg J, Jones L et al (2009). Physicochemical drug properties associated with in vivo toxicological outcomes: a review. Expert Opin Drug Metab Toxicol 5: 921-931

Ritchie TJ, Macdonald SJF (2009). The impact of aromatic ring count on compound developability - are too many aromatic rings a liability in drug design? Drug Disc Today 14: 1011-1020

Ritchie TJ, Macdonald SJF, Young RJ, Pickett SD (2011) The impact of arumatic ring count on compound develop ability further indiunts by examining carbo- and hetero-arumatic and -Aliphatic ring types Drug Disc today 16: 164-171

Segall M, Champness E, Obrezanova C et al (2009). Beyond profiling: using ADMET models to guide decisions. Chem Biodivers 6: 2144-2151

Varma MVS, Obach RS, Rotter C et al (2010). Physicochemical space for optimum oral bioavailability: contribution of human intestinal absorp- tion and first-pass elimination. J Med Chem 53: 1098-1108

Vieth N, Siegel MG, Higgs RE et al (2004) Characteristic physical proper- ties and structural fragments of marketed oral drugs. J Med Chem 47: 224-232

Wager TT, Hou X, Verhoest PR et al (2010) Moving beyond rules: the development of a central nervous system multiparameter optimization (CNS MPO) approach to enable alignment of druglike properties. ACS Chem

Neurosci 1: 435-449

Wenlock MC, Austin RP, Barton P et al (2003). A comparison of physicochemical property profiles of development and marketed oral drugs. J Med Chem 46: 1250-1256

扩展阅读

Kerns EH, Di L (2008) Drug-like properties: concepts, structure design and methods: from ADME to toxicity optimization. Academic Press, Amster- dam, The Netherlands

Mannhold R (2008) Molecular drug properties: measurement and prediction. Wiley-VCH, Weinheim, Germany

Van De Waterbeemd H, Testa B (2008) Drug bioavailability: estimation of solubility, permeability, absorption and bioavailability, 2nd edn. Wiley VCH, Weinhein, Germany

第 **10** 章

ADME 计算机模拟工具

概要

在过去十年中，ADME 计算机模拟工具的生命力和预测能力实现了快速提升。评估该类模型质量的关键在于其是否能成功影响药物发现和开发的决策。在药物发现阶段，模型预测的结果可以对是否需要合成相关化合物的决策产生影响；在开发阶段，它们也可以影响执行某些临床试验或试验设计的决策。

10.1 缩略语

CAT	房室吸收和转运模型
PBPK	基于生理学的药代动力学模型
P450	细胞色素 P450
PLS	偏最小二乘法
SAR	构效关系
SVM	支持向量机

10.2 基本概念

在 ADME 研究中，计算机模拟工具已非常高效和具有预测性，并在药物发现和开发中发挥关键作用。该类工具可以应用于化合物合成前，以提高筛选出具有可接受 ADME 性质的化合物的可能性。此外，如果能可靠地预测到化合物的 ADME 特性较差，则可以基于模拟的数据来减少需进行后续分析的化合物数量。计算机模型也可以在先导化合物优化过程中用来预测人体药代动力学。最后，在药物开发阶段使用计算机模型，可以用来预测：①药物-药物相互作用的可能性（此类模型也可以指导药物-药物相互作用临床研究的设计）；②剂型和物理形态（如晶型）的影响；③食物影响；④不同给药方案的影响。基于计算机模拟的 ADME 模型可以简单地分为两类：

● 基于训练集和一系列描述该训练集中化合物结构的分子描述符，用于特定体外 ADME 实验（如微粒体中的代谢稳定性）的定量结构-活性（或结构-性质）关系（SAR）模型。

- 反映机体整体系统的基于生理学的药代动力学模型（PBPK）。

10.3 基于结构的模型

一些软件包可通过输入化合物的结构来预测其基本属性，例如 pK_a、lgP、lgD 和 TPSA。尽管如此，一些基本性质例如溶解度，仍然很难被准确预测。表 10.1 列举了部分市售的特定 ADME 模拟软件包。然而，往往最成功的 ADME 模型是制药公司内部自建的，因为他们有大量数据资料，并且这些数据是在相同的实验条件下获取的（Gao et al., 2008；Gleeson et al., 2007；Lee et al., 2007；Stoner et al., 2006）。首先，使用结构多样化的大型训练集来构建模型。训练集须包含对所感兴趣的 ADME 属性具有足够覆盖范围的化合物，这一点至关重要。模型中的输入信息是化合物的结构和被测量出的体外 ADME 参数（例如微粒体中的代谢稳定性、血浆蛋白结合率）。训练集中的每个化合物都通过计算获得了大量描述分子层面的性质，从简单的参数如分子量、lgP、lgD、pH 和 TPSA（拓扑极性表面积），到可反映化合物电子和/或三维性质（如电子数量和排列）等更复杂的参数。接下来，为了识别出与测量参数的相关性最为密切的描述符，需要进行进一步的分析。多种方法可用于模型的构建和优化过程。在大多数情况下，模型类别可以根据其输出信息类型来定义，即分类型或数值型。在分类法中，其输出结果将表示为一系列数据段或定性描述中的一个；而对于回归法，输出结果是用数值表示的（尽管将其转换为数据段/定性描述可能更适合防止过度解读）。搭建 DMPK 模型的最常用的统计方法是：

- 回归法
    - ——偏最小二乘法（PLS）
- 贝叶斯法（Bayesian methods）
- 监督学习法
    - ——决策树（随机森林）
    - ——支持向量机（SVM）
- 神经网络

最后，应使用与测量参数最密切相关的那些描述符来构建一个或多个模型（描述符的数量应加以限制，以防止过度拟合）。为了验证模型，须使用第二个独立数据集。将目标参数的计算值与该验证集的实测值进行比较，并选择出最具预测性的模型。整个过程如图 10.1 所示。

表 10.1　使用内嵌或允许用户自定义模型来预测 ADME 特性的常用付费软件

软件	供应商
ADMET Predictor	Simulations Plus
ADME Suite	ACD Labs
Discovery Studio	Accelrys
KnowItAll	Bio-Rad
QikProp	Schr€odinger
Sarchitect	Strand Life Sciences
StarDrop	Optibrium
VolSurf	Molecular Discovery

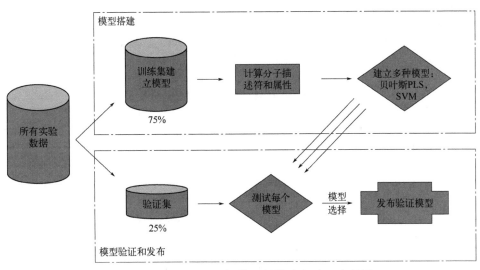

图 10.1　ADME 计算机模型的搭建和验证流程图
PLS—偏最小二乘法；SVM—支持向量机

　　有些模型可能是可以输出连续变量的，但通常来说，该类变量的输出仍是基于类别划分的（例如，化合物被预测为代谢稳定、中等稳定或不稳定）。如果输出是连续的，则应计算验证集的计算值和实测值之间的相关系数以说明模型的预测能力。如果输出是基于类别（即分类模型）的，则须计算假阳性和假阴性的比率。每个模型的输出还应该包括预测的置信度，良好的置信度通常受以下两点的影响，即训练集中化合物的结构相似性和最近邻数量（译者注：数据的离散度最好不要过大）。目前已成功构建了多种模型用以化合物ADME 特性的预测，例如肝细胞/微粒体中的代谢稳定性、细胞色素 P450 竞争性或时间依赖性抑制、渗透性、血浆蛋白和微粒体结合率。

使用基于计算机模拟的 ADME 模型时，应考虑以下几个方面：

● 可以基于大型、结构多样的训练集来构建整体模型，但局域模型（基于为一个特定项目或化学类型获得的数据）可能更具预测性。

● 很重要的一点，是要在相同或非常相似的实验条件下获得用于构建模型的数据。

● 训练集应该覆盖需考察的整个参数范围，最好是与测试（应用）集相近。

● 对于动态模型，应持续监测计算值与实测值。

10.3.1 可预测代谢位点的软件

最常使用的用于代谢位点预测的软件包有 META、Meteor、MetabolExpert、StarDrop 和 MetaSite（另见表 10.2）。

表 10.2 预测可能代谢位点的常用付费软件

软件	供应商
Meteor	Lhasa
META	Multicase
MetabolExpert	CompuDrug
MetaSite	Molecular Discovery
SMARTCyp	University of Copenhagen
StarDrop	Optibrium

（1）META、Meteor 和 MetabolExpert 是建立在从文献中提取的大量生物转化反应合集基础上的规则库系统。其预测基于从数据库中得到的亚结构特异性代谢"规则"，但忽略了细胞色素 P450 酶和底物的三维结构。

（2）StarDrop 对代谢位点的预测基于两个因素，即每个潜在位点经 P450 酶介导的内在氧化反应性和代谢位点对 P450 的活性氧-血红素的可及性，这会受到底物活性位点的朝向以及底物中临近基团的空间位阻的影响。因为所有 P450 亚型的反应机理都被认为是相似的，所以每个 P450 亚型的反应性组成部分也应该是相同的。然而，不同亚型之间的朝向和空间可及性不同，会表现在各亚型间有不同的结合口袋。内在反应性是通过半经验性的量子力学法（AM1）估算氧化反应中限速步骤的活化能来计算得到的。对于脂肪碳的代谢（导致脂肪碳羟基化、N-和O-脱烷基化），限速步骤是氢的提取；而对于芳香族位点，限速步骤是底物和氧-血红素之间形成四面体中间体。通过对大量的各种 P450 亚型（CYP2C9、CYP2D6 和 CYP3A4）底物进行训练，基于配体结构的模型可用来估算空间可及性和定向效应对活化能的贡献。然后使用最终估算得到的活化能来计算不同代谢位点的产物形成的相对速率，从而预测代谢的区域选择性。

（3）MetaSite 的建模过程与 StarDrop 略有不同，其考虑了化合物的虚拟三维结构和基于网格化学模型描述（GRID-based representations）的 P450 酶（1A2、2C9、2C19、2D6 和 3A4）。计算出两种方法的描述符，并比较两者的指纹谱，可提供两个关键参数：①P450 酶活性位点中可与血红素基团发生作用的所有分子特征的倾向性；②分子亚结构的反应性（基于分子轨道计算和片段识别）。代谢位点的预测基于概率计算，同时考虑到化合物分子与 P450 结合口袋中活性氧的接近度和反应性（Cruciani et al., 2005）。MetaSite 虽有价值和很强的预测性，但其仅提供代谢位点，而不能提供代谢途径。

这些计算机模型已成功整合到代谢物鉴定过程中，可用以促进或加快数据的解读（但请谨记，模型不会有 100%的预测准确度，尤其是涉及新的生物转化途径时）。然而，这些模型通常在预测特定代谢途径的贡献度方面用途有限，而且 StarDrop 和 MetaSite 无法预测非 P450 酶介导的代谢。

10.4 基于生理学的药代动力学模型

对于 PK 预测而言，基于生理学的药代动力学（PBPK）模型（Lavé et al., 2007）比异速生长法或简单的体外-体内外推法更为复杂。PBPK 模型是围绕着各种描述人体或动物体内的常规生理学参数而构建的。这些模型由多个房室构成，每个房室代表一个预定义的组织或器官，并通过血液或淋巴液的流动进行连接，如图 10.2 所示。包含在这些模型中的参数与人体生理特性有关，如流向器官的血流速率、器官重量、肝脏和身体其他部位的药物代谢酶以及体内的药物转运体。经常使用房室吸收与转运（CAT）增强版模型对口服吸收进行模拟。这些模型对肠道的各个部分进行了描述，其细节如下：

- 胃排空速率常数
- 肠道转运时间

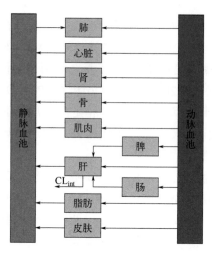

图 10.2　生理药代动力学（PBPK）模型中嵌入的生理学房室

- 肠壁局部渗透性
- 各房室的 pH 值
- 各房室的容积和表面积
- 肠血流速率

该类模型通过整合给定的数据以确定化合物在各个肠房室的溶解、吸收和代谢（例如肝脏首过、肠细胞代谢）的程度。PBPK 模型的搭建往往需要大量数据输入，即具体描述目标化合物的参数：pK_a、亲脂性、在各种溶剂中的溶解度、体外渗透性、体外代谢稳定性和 P450 抑制等。此外，需要指定剂量、给药方式和给药方案。表 10.3 列出了市售的 PBPK 模型。

表 10.3　最常用的市售 PBPK 软件

软件	供应商
Cloe PK	Cyprotex
GastroPlus	Simulations Plus
PK-Sim	Bayer
Simcyp	Simcyp Consortium

PBPK 模型输出的是浓度-时间曲线。对于某些模型，其可以提供总体范围而不是平均概况。PBPK 模型非常有效，已被广泛应用于预测和评估可影响以下现象的因素：

- 人和动物的药代动力学

- 食物效应
- 剂型影响
- 给药方案影响
- 竞争性和时间依赖性 P450 抑制和 P450 诱导所致的药物-药物相互作用

参考文献

Cruciani G, Carosati E, De Boeck B et al (2005) MetaSite: Understanding metabolism in human cytochromes from the perspective of the chemist. J Med Chem 48:6970-6979

Gao H, Yao L, Mathieu HW et al (2008) In silico modeling of nonspecific binding to human liver microsomes. Drug Metab Dispos 36:2130-2135

Gleeson MP, Davis AM, Chohan KK (2007) Generation of in-silico cytochrome P450 1A2, 2C9, 2C19, 2D6, and 3A4 inhibition QSAR models. J Comput Aided Mol Des 21:559-573

Lavé T, Parrott N, Grimm HP et al (2007) Challenges and opportunities with modeling and simulation in drug discovery and drug development. Xenobiotica 37:1295-1310

Lee PH, Cucurull-Sanchez L, Lu J et al (2007).Development of in silico models for human liver microsomal stability. J Comput Aided Mol Des 21:665-673

Stoner CL, Troutman M, Gao H et al (2006).Moving in silico screening into practice: A minimalist approach to guide permeability screening. Lett Drug Des Discov 3:575-581

扩展阅读

Espié P, Tytgat D, Sargentini-Maier M-L et al (2009).Physiologically based pharmacokinetics (PBPK). Drug Metab Rev 41:391-407

Hou T, Wang J (2008) Structure-ADME relationship: still a long way to go. Expert Opin Drug Metab Toxicol 4:759-770

Kharkar PS (2010) Two-dimensional (2D) in silico models for absorption,distribution, metabolism, excretion and toxicity (ADME/T) in drug discovery. Curr Top Med Chem 10:116-126

第 11 章

已获批药物

概要

在本章中，通过可获取的资源，包括FDA官方网站，展示药物获批流程和关键路径计划的相关信息。本章内容主要包括临床药物的开发成本、1995年以来获批药品、大型制药公司的药品销售额、2009年重点畅销药品以及2010年上半年获批药品。

11.1　缩略语

CDER　　药品评价和研究中心
CPI　　　关键路径计划
IND　　　新药临床试验
NDA　　　新药上市申请

11.2　药物如何获得 FDA 批准

药品评价和研究中心（CDER）对药物在人体中的试验过程进行监管。任何药物在美国开展临床试验之前，必须获得 CDER 对其新药临床试验（IND）申请的批准。对于小分子药物，新药上市申请（NDA）必须在Ⅲ期临床研究后获得批准，才能上市（表 11.1～表 11.6）。要了解更多信息，请访问：

How Drugs are Developed and Approved (2010) FDA.

FDA 的关键路径计划（CPI）是一项旨在加速和改进药物开发过程的策略。要了解更多信息，请访问：

Critical Path Initiative (2010) FDA.

表 11.1　药物开发成本（DiMasi et al., 2003）

临床试验	均值（标准差，以百万美元计）
Ⅰ	15.2（14.3）
Ⅱ	41.7（30.2）
Ⅲ	115.2（95.0）

表 11.2　1995 年以来 FDA 批准的药物种类（按治疗领域分类）

治疗领域	1995～1999 年	2000～2004 年	2005～2009 年
心脏病/血管病	51	23	15
牙科/颌面外科	5	2	0
皮肤科/整形外科	31	15	8
内分泌	126	42	14
胃肠病	23	27	0
血液疾病	15	12	17
免疫/传染病	64	40	38
肌肉骨骼	25	17	16
肾脏/泌尿	25	22	12
神经系统	49	28	24
妇产科	56	29	6
肿瘤	57	33	26
眼科	17	9	10
耳鼻喉科	7	3	5
儿科/新生儿	38	19	24
药理/毒理	11	3	3
精神病/心理	27	16	9
肺/呼吸道疾病	54	21	8
风湿病	13	10	8
创伤/急救医学	2	0	2
合计	696	371	245

注：引自 FDA-Approved Drugs by Therapeutic Area (2010)。

表 11.3　2009 年化学药、生物药和仿制药市场以及前三大治疗领域的总收入

药物市场	收入/十亿美元	前三大治疗领域的收入/十亿美元
化学药	810	中枢神经系统→125
		心血管疾病→110
		肿瘤→75
生物药	130	单克隆抗体→40
		疫苗→25
		肿瘤坏死因子抑制剂→22
仿制药	90	

注：引自 Top Ten/Twenty Best Selling Drugs 2009 (2009)。

表 11.4 按 2009 年药品销售总收入计算的前 12 大制药公司（数据源自各公司年报）

序号	公司	国家	总收入/十亿美元
1	辉瑞（Pfizer）	美国	45.448
2	赛诺菲-安万特（Sanofi-Aventis）	法国	36.131
3	葛兰素史克（GlaxoSmithKline）	英国	35.127
4	罗氏（Roche）	瑞士	34.522
5	阿斯利康（Astra-Zeneca）	英国	31.905
6	诺华（Novartis）	瑞士	28.538
7	默沙东（Merck & Co.）	美国	25.236
8	强生（Johnson & Johnson）	美国	22.520
9	礼来（Eli Lilly）	美国	21.175
10	雅培（Abbott Laboratories）	美国	16.486
11	百时美施贵宝（Bristol-Myers Squibb）	美国	15.272
12	拜耳（Bayer Health Care）	德国	12.375

表 11.5 2009 年最畅销药物

通用名（商品名）	公司	适应证	2009 年销售额/十亿美元
阿托伐他汀（立普妥）	辉瑞（Pfizer）、安斯泰来（Astellas）	高胆固醇血症	12.45
氯吡格雷（波立维）	百时美施贵宝（Bristol-Myers Squibb）、赛诺菲-安万特（Sanofi-Aventis）	急性冠状动脉综合征（减少血栓事件）	9.29
依那西普（恩利）	安进（Amgen）、辉瑞（Pfizer）、武田（Takeda）	风湿性关节炎、幼年类风湿关节炎、牛皮癣、银屑病关节炎、强直性脊柱炎	8.0
氟替卡松/沙美特罗（舒利迭）	葛兰素史克（GlaxoSmithKline）	哮喘	7.76
英夫利昔单抗（类克）	强生（Johnson & Johnson）、默克（Merck）、田边三菱（Mitsubishi Tanabe）	类风湿关节炎、银屑病、银屑病性关节炎、强直性脊柱炎、溃疡性结肠炎、克罗恩病	6.91
缬沙坦（代文）	诺华（Novartis）	高血压	6.01
贝伐珠单抗（安维汀）	罗氏（Roche）	结肠癌	5.92
利妥昔单抗（美罗华）	罗氏（Roche）	非霍奇金淋巴瘤、类风湿关节炎	5.80
阿立哌唑（安律凡）	大冢（Otsuka）、百时美施贵宝（Bristol-Myers Squibb）	精神分裂症	5.6
阿达木单抗（修美乐）	雅培（Abbott Laboratories）	类风湿关节炎、银屑病、青少年特发性关节炎、银屑病性关节炎、强直性脊柱炎、克罗恩病	5.49

通用名（商品名）	公司	适应证	2009 年销售额 /十亿美元
曲妥珠单抗（赫赛汀）	罗氏（Roche）	乳腺癌	5.02
埃索美拉唑（耐信）	阿斯利康（Astra-Zeneca）	消化性溃疡	4.95
奥氮平（再普乐）	礼来（Eli Lilly）	精神分裂症	4.91
喹硫平（思瑞康）	阿斯利康（Astra-Zeneca）、安斯泰来（Astellas）	精神分裂症	4.89
瑞舒伐他汀（可定）	阿斯利康（Astra-Zeneca）、盐野义制药（Shionoggi）	高胆固醇血症	4.74
孟鲁司特（顺尔宁）	默克（Merck）	哮喘	4.66
文拉法辛（怡诺思）	辉瑞（Pfizer）	抑郁	4.3
甘精胰岛素（来得时）	赛诺菲-安万特（Sanofi Aventis）	糖尿病	4.22
依诺肝素（克赛）	赛诺菲-安万特（Sanofi Aventis）	深静脉血栓	4.17
吡格列酮（艾可拓）	武田（Takeda）	糖尿病	4.11

表 11.6　2010 年上半年获准的药物（1~8 月）

通用名（商品名）	公司	适应证	批准时间
托珠单抗（雅美罗）	罗氏（Roche）	类风湿关节炎	2010 年 1 月
利拉鲁肽（诺和力）	诺和诺德（Novo Nordisk）	Ⅱ 型糖尿病	2010 年 1 月
氨吡啶（Ampyra）	阿索尔达（Acorda）	改善多发性硬化（MS）合并步行障碍	2010 年 1 月
氨曲南（Cayston）	吉利德科学（Gilead Sciences）	囊性纤维化	2010 年 2 月
脑膜炎疫苗（Menveo）	诺华（Novartis）	预防侵袭性脑膜炎球菌病	2010 年 2 月
盐酸曲唑酮（Oleptro）	拉博法姆（Labopharm）	抑郁	2010 年 2 月
肺炎球菌13价结合疫苗（沛儿 13）	惠氏（Wyeth）	预防肺炎链球菌引起的侵袭性疾病	2010 年 2 月
溶组织梭菌胶原酶（Xiaflex）	Auxilium Pharmaceuticals	杜普特伦挛缩	2010 年 2 月
葡糖脑苷脂酶（Vpriv）	夏尔（Shire）	Ⅰ 型戈谢病	2010 年 3 月

通用名（商品名）	公司	适应证	批准时间
咪喹莫德（Zyclara）	格雷斯（Graceway）	面部和头皮的光化性角化病	2010 年 3 月
肉毒杆菌毒素（保妥适）	艾尔建（Allergen）	上肢痉挛	2010 年 3 月
卡谷氨酸（Carbaglu）	Recordati	高氨血症	2010 年 3 月
盐酸氢吗啡酮（缓释）	阿尔扎（Alza）	疼痛	2010 年 3 月
多赛平（Silenor）	Somaxon 制药	失眠	2010 年 3 月
利福昔明（昔服申）	Salix	肝性脑病	2010 年 3 月
咪康唑（诺弥可）	Strativa 制药	口咽念珠菌病	2010 年 4 月
胰蛋白酶（Pancreaze）	强生（Johnson & Johnson）	胰腺外分泌功能不全	2010 年 4 月
萘普生+埃索美拉唑（Vimovo）	阿斯利康（Astra-Zeneca）	关节炎	2010 年 4 月
依维莫司（Zortress）	诺华（Novartis）	肾移植后排斥反应的预防	2010 年 5 月
加替沙星滴眼液（Zymaxid）	艾尔建（Allergen）	细菌性结膜炎	2010 年 5 月
酮咯酸氨丁三醇（Sprix）	Roxro Pharma	疼痛	2010 年 5 月
戊酸雌二醇+雌二醇酯（Natazia）	拜耳（Bayer）	避孕	2010 年 5 月
Sipuleucel-T（普列威）	丹瑞（Dendreon）	激素难治性前列腺癌	2010 年 5 月
糠酸莫米松+富马酸福莫特罗二水合物（Dulera）	默克（Merck）	哮喘	2010 年 6 月
地诺单抗（Prolia）	安进（Amgen）	骨质疏松症	2010 年 6 月
卡巴他赛（Jevtana）	赛诺菲-安万特（Sanofi-Aventis）	前列腺癌	2010 年 6 月
奥美沙坦酯+氨氯地平+氢氯噻嗪（Tribenzor）	第一三共（Daiichi Sayko）	高血压	2010 年 7 月
克林霉素磷酸酯+维甲酸（Veltin）	施泰福（Stiefel）	寻常痤疮	2010 年 7 月
昂丹司琼口溶膜（Zuplenz）	Strativa 制药（Strativa Pharmaceuticals）	化疗和放疗引起的恶心和呕吐	2010 年 7 月

通用名（商品名）	公司	适应证	批准时间
肉毒毒素（Xeomin）	梅尔茨制药（Merz Pharmaceutical）	颈部肌张力障碍和眼睑痉挛	2010 年 7 月
格隆溴铵（Cuvposa）	盐野义制药（Shionoggi）	儿童慢性严重流涎	2010 年 7 月
醋酸乌利司他（Ella）	HRA Pharma	避孕	2010 年 8 月

注：既往获批的药物清单可在以下资料找到：FDA-Approved Drugs by Year (2010) Centerwatch.

参考文献

DiMasi JA, Hansen RW, Grabowski HG (2003) The price of innovation: new estimates of drug development costs. J Health Econ 22:151-185

第 **12** 章

化学命名法

概要

本章介绍了药物化学家使用到的各种有机化学品和常见基团的命名惯例（表 12.1～表 12.5），同时还包含了典型的五元、六元和双环杂环结构图（图 12.1～图 12.3）。

12.1 有机化合物通用命名法

任意长度碳链的通用前缀：alk-（烃）
官能团部分的一般后缀：-yl（烷）

表 12.1 基于碳链长度的前缀

C_1: meth-（甲）	C_4: but-（丁）	C_7: hept-（庚）	C_{10}: dec-（癸）
C_2: eth-（乙）	C_5: pent-（戊）	C_8: oct-（辛）	
C_3: prop-（丙）	C_6: hex-（己）	C_9: non-（壬）	

表 12.2 基于碳饱和度的后缀

单键（饱和）	-ane（烷）
双键	-ene（烯）
三键	-yne（炔）

表 12.3 常用官能团的后缀和前缀

官能团	后缀	前缀
酰基	-oyl	acyl-
醛基	-al	无
醇基	-ol	hydroxyl-
酰氨基	-oic	无
羧酸基	-oic acid	无
羧酸盐或酯基	-oate	无
酮基	-one	keto-或 oxo-
氰基	-nitrile	cyano-

表 12.4　杂原子前缀

元素	化合价	前缀
氮（N）	3	aza-
氧（O）	2	oxa-
硫（S）	2	thia-
磷（P）	3	phospha-

表 12.5　含氮和不含氮杂环的常用后缀

环	饱和		不饱和	
	含氮	不含氮	含氮	不含氮
三元环	-iridine	-irane	-irine	-irene
四元环	-etidine	-etane	-ete	-ete
五元环	-olidine	-olane	-ole	-ole
六元环	-inine	-inane (-ane)	-ine	-ine

注：如果杂环含某种程度的不饱和度，则前缀相应地加上二氢或四氢。

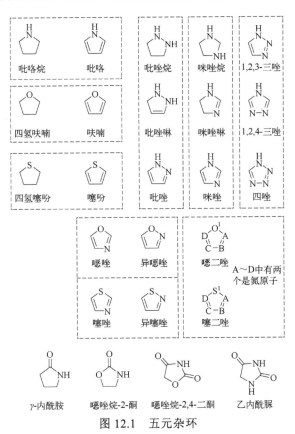

图 12.1　五元杂环

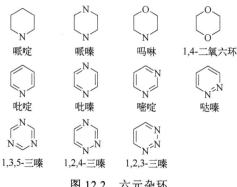

哌啶	哌嗪	吗啉	1,4-二氧六环
吡啶	吡嗪	嘧啶	哒嗪
1,3,5-三嗪	1,2,4-三嗪	1,2,3-三嗪	

图 12.2　六元杂环

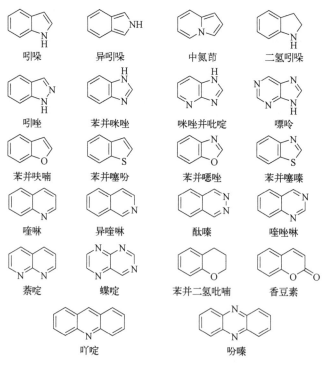

吲哚	异吲哚	中氮茚	二氢吲哚
吲唑	苯并咪唑	咪唑并吡啶	嘌呤
苯并呋喃	苯并噻吩	苯并噁唑	苯并噻嗪
喹啉	异喹啉	酞嗪	喹唑啉
萘啶	蝶啶	苯并二氢吡喃	香豆素
吖啶		吩嗪	

图 12.3　双环杂环